糖尿病性腎症病期分類に基づいた腎病理診断の手引き

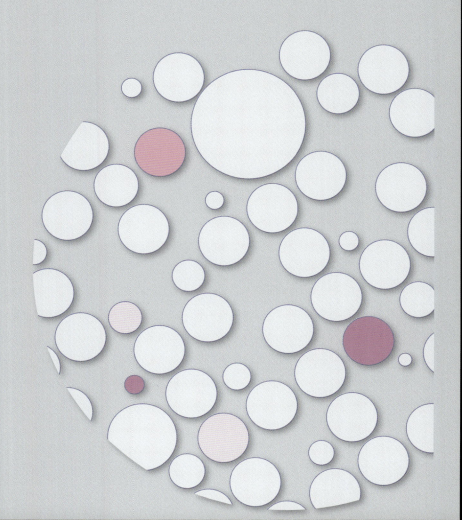

はじめに

　糖尿病性腎症・糖尿病性腎臓病の克服は世界共通の強い願いです。超高齢社会のもと，治療の進歩などにより糖尿病に関連する腎病変・病態は多様となっています。病態が複雑，不均一，多様であるからこそ，ヒト糖尿病における腎病変の検証が必要と考えます。さらに，高血圧症や老化に伴う腎硬化症もその病態に関与し，糖尿病に伴う腎病変を修飾しています。このように，糖尿病に関連する腎病変の変遷があるなか，その病態，病理，臨床，治療，予後の最新の知見と洞察力が求められています。糖尿病性腎症・糖尿病性腎臓病の病態の解明が一層進むとともに予後の改善，克服を願ってやみません。

　このたび，東京医学社から「糖尿病性腎症病期分類に基づいた腎病理診断の手引き」を上梓することになりました。本書は日本医療研究開発機構研究費 腎疾患実用化研究事業「糖尿病性腎症の進展予防にむけた病期分類‒病理‒バイオマーカーを統合した診断法の開発」研究班で検討された内容をもとに，最新の情報も合わせてまとめたものです。腎生検で診断し，長期予後が判明している特徴的な"糖尿病性腎症"を中心に，腎硬化症との相違を浮き彫りにし，糖尿病に伴う腎病変を理解することが本書の出発点になっています。ここでは，糖尿病に特徴的な早期病変として門部小血管増生が見られること，結節性病変などが予後に関連する病変であることなどが記載されています。なお，腎生検で診断している症例を中心としていることから，本書では診断名として"糖尿病性腎症"を主として使用しています。さらに，生検に頼らないバイオマーカーなど，新たな診断方法，病態層別化の方策についても最新の情報を盛り込んでいます。

　ご一読いただき，忌憚のない建設的なご意見を伺えれば幸甚に存じます。本書を通じて議論が深まり，糖尿病性腎症・糖尿病性腎臓病の一層の理解が進み，克服につながることができれば編集に携わった一同，望外の喜びと考えております。

2019 年 3 月吉日

編集者を代表して
金沢大学 医薬保健研究域医学系 腎臓内科学
和田　隆志

目　次

要　約 ……………………………………………………………… 1

略語一覧 ………………………………………………………… 6

執筆者 …………………………………………………………… 7

研究班名簿 ……………………………………………………… 8

解　説

1 病期に特徴的な病理所見，予後を表す病理所見 ……………… 12

2 スコア化の試み ………………………………………………… 18

3 国際比較 ………………………………………………………… 22

4 バイオマーカー ………………………………………………… 28

　　a 既存のバイオマーカー …………………………………… 29

　　b 探索的バイオマーカー …………………………………… 33

5 糖尿病性腎症の病態・予後検討のためのレジストリー運用 ……… 36

6 包括的慢性腎臓病データベース（J-CKD-DB） ……………… 43

7 尿中メガリンの新規バイオマーカーとしての意義 …………… 47

8 糖尿病性腎症腎生検コホート研究 …………………………… 51

9 糖尿病性腎症における腎硬化症 ……………………………… 55

10 門部血管増生 …………………………………………………… 59

要　約

糖尿病性腎症病期分類に基づいた腎病理診断の手引き

要　約

　この度,「糖尿病性腎症病期分類に基づいた腎病理診断の手引き」を刊行することになった。
　わが国では 2016 年末の新規透析導入患者のうち, 糖尿病性腎症が 43.2 ％ を占めている。
さらに, 年末患者の原疾患においても糖尿病性腎症は 2011 年末より第 1 位となり, 2016
年末には 38.8 ％ を占めている。したがって, 糖尿病性腎症の克服は国民の強い願いであり,
医学的・社会的に喫緊の課題である。近年では, 糖尿病に伴う腎障害の病態・病像の変化に
伴い "diabetic kidney disease：DKD" という包括的な用語も用いられるようになってきた。

表 1　「糖尿病性腎症と高血圧性腎硬化症の病理診断への手引き」の分類と RPS 分類との比較

	RPS 分類		日本の分類	
糸球体病変	糸球体	Ⅰ：基底膜肥厚	メサンギウム病変	Grade 0 ～ 3：毛細血管腔との比較
		Ⅱ：メサンギウム拡大（Ⅱa 軽度, Ⅱb 高度）	結節性病変	0/1
		Ⅲ：結節性	基底膜二重化	Grade 0 ～ 3
		Ⅳ：糸球体硬化（半数以上全硬化）	滲出性病変	0/1
			メサンギウム融解 / 微小血管瘤	0/1
			糸球体門部小血管増生	0/1
			糸球体肥大	0/1
			全節性 / 分節性, 糸球体硬化	％
間質病変	IFTA	0	IFTA	0
		1：<25%		1：<25%
		2：25 ～ 50%		2：25 ～ 50%
		3：>50%		3：>50%
	間質細胞浸潤	0：none	間質細胞浸潤	0：none
		1：IFTA 部位のみ細胞浸潤		1：<25%
		2：IFTA 部位以外にも細胞浸潤		2：25 ～ 50%
				3：≧ 50%
	細動脈硝子化	0：none	細動脈硝子化	0：none
		1：1 つの領域のみ		1：1 つの領域のみ
		2：2 つ以上の領域		2：50% 程度の硝子化
				3：50% 以上の硝子化, 全層性の硝子化
	動脈硬化	0：none	動脈硬化	0：none
		1：中膜厚以下の硬化		1：中膜厚以下の硬化
		2：中膜厚を超える硬化		2：中膜厚を超える硬化

その訳語として日本腎臓学会・日本糖尿病学会の両理事会では，「糖尿病性腎臓病」をあてることにした。本手引きでは，腎生検により腎病理所見に基づいた診断をしていることも考慮し，糖尿病性腎症と記載している。

　2014年（平成26年）1月に糖尿病性腎症病期分類2014が示された。この間，2012年（平成24年）度から，厚生労働科学研究費補助金（難治性疾患等克服研究事業（腎疾患対策研究事業））「糖尿病性腎症ならびに腎硬化症の診療水準向上と重症化防止にむけた調査・研究」（研究代表者　和田隆志）を開始した。本研究により，「糖尿病性腎症と高血圧性腎硬化症の病理診断への手引き」を作成した。このなかでは，病理診断の標準化にむけた各病理評価項目の定義とその病理像のアトラスを示した。これは，Renal Pathology Societyの分類（2010年）で示された糸球体病変をより詳細に分類し，スコア化もされているところに特徴がある（**表1**）。

　さらに，2015年（平成27年）度から，日本医療研究開発機構研究費（腎疾患実用化研究事業）「糖尿病性腎症の進展予防にむけた病期分類 - 病理 - バイオマーカーを統合した診断法の開発」（研究代表者　和田隆志）を開始した。このなかでは，糖尿病性腎症症例のレジストリーの運用，臨床病期と連関する腎病理の確立と国際比較，早期診断と進展予防のためのバイオマーカー開発が進められている。これまで，予後が判明している糖尿病性腎症711例が

表2　糖尿病性腎症病期分類と腎病理：特徴的所見・予後予測所見がある

病期	尿アルブミン値 (mg/gCr) あるいは尿蛋白値 (g/gCr)	GFR (eGFR) (mL/分/1.73 m²)	病理所見 特徴的所見 [注1]	病理所見 予後予測所見 [注2]
第1期（腎症前期）	正常アルブミン尿（30未満）	30以上	・びまん性病変 ・血管・間質病変 [注3] ・門部小血管増生 [注4]	腎複合イベント ・結節性病変 ・滲出性病変 ・メサンギウム融解
第2期（早期腎症期）	微量アルブミン尿（30～299）	30以上	・滲出性病変 [注5]	腎複合イベント ・結節性病変 ・基底膜二重化 ・メサンギウム融解
第3期（顕性腎症期）	顕性アルブミン尿（300以上）あるいは持続性蛋白尿（0.5以上）	30以上	・結節性病変 ・基底膜二重化 ・メサンギウム融解	腎複合イベント ・びまん性病変 ・IFTA ・間質細胞浸潤 総死亡 ・基底膜二重化 ・メサンギウム融解
第4期（腎不全期）	問わない	30未満	・糸球体肥大 ・糸球体の40%以上が全節性硬化	腎複合イベント ・基底膜二重化
第5期（透析療法期）	透析療法中			

注1　間質線維化・尿細管萎縮，間質細胞浸潤，血管硝子化，動脈硬化の各病変を指す。
注2　腎死および心血管イベントに関する病理因子はなし。
注3　基本的に，約半数の症例に病変を認める病期を記載した。
注4　頻度は22.0%であるが，病初期から見られる特徴的所見。第2期では50%を超える。
注5　頻度は18.4%であるが，病初期から見られる特徴的所見。第3期では50%を超える。

収集され、腎病理の解析を行っている。このうち、600例の解析結果がまとまった（Furuichi K, et al. Nephrol Dial Transplant 2017. doi：10.1093/ndt/gfw417.）。現時点でコホートの追加が予定され、約1,100例を目標に研究が進行している。さらに、2014年に完成した「糖尿病性腎症と高血圧性腎硬化症の病理診断への手引き」の病理評価所見を検証し、その臨床病理学的な有用性を確認した（Furuichi K, et al. Clin Exp Nephrol 2017. doi：10.1007/s10157-017-1485-7.）。ことに、現在、臨床で広く用いられている糖尿病性腎症病期分類において、早期から特徴的に糸球体門部小血管増生（polar vasculosis）がみられることが判明した。さらに、糖尿病性腎症に特徴的であり、かつRenal Pathology Societyの

図1　各臨床病期において予後判定が可能な病理所見がある
RPS 2010との国際比較：わが国での病理評価項目（※）の重要性

図2　糖尿病性腎症レジストリーの構築・運用

Furuichi K, et al. Clin Exp Nephrol 17：819-826, 2013
Shimizu M, et al. Clin Exp Nephrol doi：10.1007/s10157-017-1467-9, 2017

分類（2010年）では評価の対象となっていない滲出性病変，メサンギウム融解などが，予後予測に有用な病理所見であることも今回のわが国の分類を用いることで明確になった（**表2**，**図1**）。糖尿病性腎症の背景となる血管病変を中心とする腎硬化症184例の病理所見の有用性も併せて検証している（Furuichi K, et al. Clin Exp Nephrol 2017. doi：10.1007/s10157-017-1496-4.）。超高齢社会を迎え，糖尿病性腎症の基盤として，血管性病変と関連する腎硬化症の臨床病理学的評価と病態の解明も重要な視点と考えている。

　本書「糖尿病性腎症病期分類に基づいた腎病理診断の手引き」は，これらの成果を盛り込み，日常診療，講義，研究などにおける一助として活用していただけるようにまとめたものである。本手引の構成は，要約に引き続き，**1** 病期に特徴的な病理所見，予後を表す病理所見，**2** スコア化の試み，**3** 国際比較，**4** 臨床病期と関連するバイオマーカー，**5** 2009年より構築・運用しているレジストリー（JDNCS）（**図2**），**6** J-CKD-データベースから成っている。特に，重点的に検討した糖尿病性腎症病期分類に対応した腎病理，ことに病期に特徴的な病変，予後を推定する病変について詳細に解説いただいた。ここでは，本手引きのエッセンスを**図1**と**表2**に示す。

　本手引きが糖尿病性腎臓病・糖尿病性腎症の診療・研究・教育・病理診断に携わる医師，研究者をはじめ，学生，スタッフの日常診療で役立つことを心より祈念している。さらに，早期診断・早期治療から予後が改善し，本疾患の克服につながれば望外の喜びである。末筆ながら，研究班，レジストリーなどでご指導を賜った関係の皆様に深甚なる謝意を表する。

金沢大学大学院腎臓内科学

和田 隆志

略語一覧

略語	欧文	和文
IFTA	interstitial fibrosis and tubular atrophy	間質線維化・尿細管萎縮
DKD	diabetic kidney disease	糖尿病性腎臓病
eGFR	estimate glomerular filtration rate	推算糸球体濾過量
ESKD	end-stage kidney disease	末期腎不全
HR	hezard ratio	ハザード比
BMI	body mass index	体格指数
CKD	chronic kidney disease	慢性腎臓病
Cr	creatinine	クレアチニン
GFR	glomerular filtration rate	糸球体濾過量
HbA1c	hemoglobin A1c	ヘモグロビン A1c
IQR	interquartile range	四分位範囲
J-KDR	japan kidney disease registry	日本腎臓学会・腎臓病総合レジストリー
J-RBR	japan renal biopsy registry	腎生検レジストリー

執 筆 者

要 約

和田　隆志

執 筆（五十音順）

飯田　倫理	上杉　憲子	岡田 美保子	柏原　直樹	忰田　亮平
蒲澤　秀門	桑原　篤憲	桑原　頌治	合田　朋仁	後藤 佐和子
古波蔵 健太郎	斎藤　亮彦	鮫島　謙一	清水　美保	古市　賢吾
星野　純一	細島　康宏	三瀬　広記	山内　真之	湯澤 由紀夫

日本医療研究開発機構研究費（腎疾患実用化研究事業）
糖尿病性腎症の進展予防にむけた病期分類－病理－バイオマーカーを統合した診断法の開発

研究開発代表者

和田　隆志　　　金沢大学大学院医薬保健学総合研究科腎臓内科学

研究開発分担者 (五十音順)

安部　秀斉　　　徳島大学大学院医歯薬学研究部腎臓内科学分野
乳原　善文　　　虎の門病院分院腎センター内科・リウマチ膠原病科
柏原　直樹　　　川崎医科大学腎臓・高血圧内科学
柴垣　有吾　　　聖マリアンナ医科大学腎臓・高血圧内科
原　　章規　　　金沢大学医薬保健研究域医学系
古市　賢吾　　　金沢大学附属病院血液浄化療法部
湯澤　由紀夫　　藤田保健衛生大学医学部腎内科学

研究協力者 (五十音順)

荒木　信一　　　滋賀医科大学内科学講座糖尿病内分泌・腎臓内科
井関　邦敏　　　(社会医療法人)友愛会豊見城中央病院臨床研究支援センター
岩野　正之　　　福井大学医学部病態制御医学講座腎臓病態内科学領域
上杉　憲子　　　福岡大学病院病理部・病理診断科
上田　善彦　　　獨協医科大学埼玉医療センター病理診断科
北村　博司　　　国立病院機構千葉東病院臨床検査科
桑原　篤憲　　　川崎医科大学腎臓・高血圧内科学
合田　朋仁　　　順天堂大学医学部腎臓内科学講座
古波蔵健太郎　　琉球大学医学部附属病院血液浄化療法部
古家　大祐　　　金沢医科大学糖尿病・内分泌内科学
斎藤　亮彦　　　新潟大学機能分子医学講座
佐藤　　博　　　東北大学大学院薬学研究科臨床薬学分野
鮫島　謙一　　　奈良県立医科大学腎臓内科学
四方　賢一　　　岡山大学病院新医療研究開発センター
清水　美保　　　金沢大学保健管理センター
鈴木　芳樹　　　新潟大学保健管理センター

永井　義夫	聖マリアンナ医科大学代謝・内分泌内科
長洲　　一	川崎医科大学腎臓・高血圧内科学
西　　愼一	神戸大学大学院医学研究科腎臓・免疫内科学分野腎臓内科学部門
西野　友哉	長崎大学病院腎臓内科
馬場園哲也	東京女子医科大学糖尿病センター
久野　　敏	産業医科大学第二病理学教室
森　　　潔	静岡県立総合病院腎臓研究科
守屋　達美	北里大学健康管理センター
山縣　邦弘	筑波大学医学医療系臨床医学域腎臓内科学
横山　　仁	金沢医科大学医学部腎臓内科学
吉村　健一	金沢大学先端医療開発センター

解　説

糖尿病性腎症病期分類に基づいた腎病理診断の手引き

病期に特徴的な病理所見，予後を表す病理所見

はじめに

2014年に糖尿病性腎症合同委員会（日本腎臓学会，日本糖尿病学会，日本透析医学会，日本病態栄養学会）により糖尿病性腎症の分類が改訂された[1,2]。本分類は，アルブミン尿および推算糸球体濾過量（eGFR）のレベルを用いて分類されている。加えて本病期分類は，糖尿病性腎症の腎予後，死亡率，心血管イベントのリスクにより層別された分類である[3]。しかしながら近年では，顕性蛋白尿が持続していても腎機能低下が進行しない一群が存在することが報告されている[4]。またアルブミン尿が出現しない，あるいは少量の状態で腎機能が低下する症例群も存在する[5,6]。このような知見から，アルブミン尿およびeGFRによる糖尿病性腎症病期分類内の更なる予後予測因子の必要が求められている。一方，糖尿病性腎症の病理所見も重要な予後因子であり，腎予後，心血管イベント，総死亡の予後予測因子となることが報告されている。そこで本項では臨床病期分類に加え，予後を推測する病理因子によるリスクの更なる層別化について示すとともに，糖尿病性腎症の進展を考えるうえで重要な病期に特徴的な病理所見について示す。

本分析には多くの病理標本および臨床データが必要であった。厚生労働省と日本医療研究開発機構（AMED）の支援を得て，全国の13施設から600例を収集し，解析を行った[7]。

1. 予後と病理所見の基準

予後に関しては，腎複合イベント（透析，eGFRの半減，血清Crの2倍化），腎死，心血管イベント（心血管死，非致死性心筋梗塞，冠動脈インターベンション，非致死性脳卒中），および総死亡につ

表1　臨床背景

糖尿病性腎症病期分類	1期 (n=59)		2期 (n=87)		3期 (n=338)		4期 (n=116)		全体 (n=600)	
	Mean	SD	Mean	SD	Mean	SD	Mean	SD	Mean	SD
性別 (% of male)	44		59		70		73		67	
年齢 (yeas old)	54.6	13.0	57.6	10.7	57.4	11.6	61.0	10.9	57.8	11.6
BMI	22.6	5.5	23.4	4.3	23.9	4.0	24.1	3.7	23.7	4.2
収縮期血圧 (mmHg)	133.7	22.2	129.7	17.1	147.6	20.0	152.3	21.9	144.5	21.6
拡張期血圧 (mmHg)	76.0	12.4	74.7	11.7	80.1	12.3	80.2	13.1	78.9	12.5
eGFR (mL/分/1.73 m^2)	72.3	21.9	71.8	27.7	56.3	22.3	20.1	6.6	53.1	27.3
尿アルブミン (g/gCr)	0.00	0.01	0.15	0.08	2.18	1.94	2.67	2.25	1.77	2.01
Hb (g/dL)	13.2	1.7	13.3	2.0	12.0	2.2	10.3	1.9	12.0	2.3
尿酸 (mg/dL)	4.5	1.2	6.0	1.3	6.7	3.4	7.5	1.8	6.7	3.0
総蛋白 (g/dL)	6.8	0.6	7.1	0.7	6.3	0.9	5.8	1.0	6.3	1.0
血清アルブミン (g/dL)	4.4	0.5	4.0	0.5	3.2	0.7	2.8	0.8	3.3	0.8
HbA1c (%)	8.3	2.4	8.1	2.1	7.7	2.0	6.8	1.7	7.6	2.0
総コレステロール (mg/dL)	187.1	44.6	197.5	46.5	226.0	76.4	220.1	77.8	217.3	71.9

いて検討した。また病理所見に関してはいずれの所見とも，「糖尿病性腎症と高血圧性腎硬化症の病理診断への手引き」に従って評価した[8]。全節性および分節性糸球体硬化症以外はスコア0を基準とし，スコア1を超える各病理学的所見のハザード比（HR）を検討した。また全球性および分節性糸球体硬化症のHRは，10％増加ごとのHRを算出した。

2. 対象コホートの臨床的背景と病理スコア

今回の解析に用いた腎生検コホートの臨床背景を示す。腎生検にて糖尿病性腎症と診断され，ほかの腎疾患が除外された600例が対象となった。腎生検後の臨床データの観察期間の中央値は70.4（IQR：20.9 -101.0）カ月であった。腎生検時の臨床的特徴を**表1**に示す。平均年齢は57.8 ± 11.6歳であり67％は男性であった。収縮期血圧および拡張期血圧は，それぞれ144.5 ± 21.6および78.9 ± 12.5 mmHgであった。平均Hbは12.0± 2.3 g/dL，血清アルブミンは3.3 ± 0.8 g/dL，HbA1cは7.6 ± 2.0％であった。収縮期血圧，拡

張期血圧，尿酸，総コレステロールは，病期の進行に従って上昇した。対照的に，Hb，総蛋白，血清アルブミン，HbA1cは，病期の進行に従って低下した。その他の因子は，病期で差がなかった。

次に，今回の解析のもととなった病理学的所見のまとめを**表2**に示す。糸球体病変，間質病変，血管病変の病理学的スコアも，糖尿病性腎症の病期が進行するに従って高く，第4期で最も高値を示した（**図1**）。つまり，臨床所見の進行は病理所見の進行とほぼ並行することが示された。また，全節性硬化の割合も病期の進行に従い高く，第4期では40.0％であった（**表2**，**図2**）。一方，分節性硬化はその頻度が非常に少なかった。各病理所見のスコアはいずれも相互に相関関係が示された。このように，臨床所見の進行と病理所見の進行は平行して進むことが示された。

3. 病期に特徴的な病理所見

前述のように，いずれの病理所見も病期が進むに従ってそれぞれの病理所見の出現頻度やスコアが上昇した。そのなかで各病期において約半数程度に病

表2 病理スコア

日本の病期分類	1期	2期	3期	4期	全体
	平均スコア	平均スコア	平均スコア	平均スコア	平均スコア
びまん性病変	1.17	1.54	2.24	2.45	2.07
結節性病変	0.10	0.22	0.46	0.62	0.42
基底膜二重化	0.39	0.65	1.07	1.43	1.01
滲出性病変	0.14	0.18	0.54	0.59	0.46
メサンギウム融解	0.10	0.15	0.45	0.49	0.37
門部血管増生	0.22	0.66	0.75	0.76	0.68
全節性硬化	7.94	12.95	24.98	40.00	24.36
分節性硬化	2.98	1.64	3.80	5.71	3.77
糸球体肥大	0.14	0.26	0.38	0.44	0.35
IFTA	0.80	1.13	1.87	2.41	1.76
間質細胞浸潤	0.90	0.85	1.28	1.76	1.27
硝子化	1.39	1.91	2.22	2.45	2.13
動脈硬化	0.79	1.16	1.23	1.46	1.22

理所見が認められるようになるものを，病期に特徴的な病理所見としてまとめた（**表3**）。びまん性病変は，eGFRが保持され正常アルブミン尿の状態である第1期においても既に78.0％の症例で病理所見を有していた。さらに，間質病変および血管病変も第1期の段階で過半数の症例に病理所見を認めた。間質病変では，間質線維化・尿細管萎縮（IFTA）61.0％，間質細胞浸潤71.2％であった。血管病変では，硝子化61.1％，動脈硬化54.4％であった。門部血管増生では，第1期で既に22.0％にみられ，第2期では65.9％の症例が所見を有していた。同様に滲出性病変でも，第2期から，みられる頻度が増加し，第3期で過半数の症例でみられるようになった。基底膜二重化，結節性病変，メサン

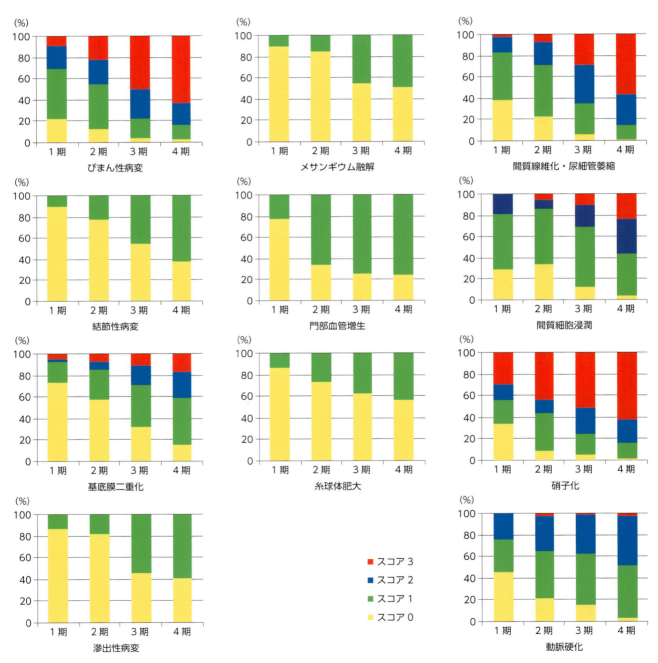

図1　病期別の病理スコア

病期に特徴的な病理所見，予後を表す病理所見

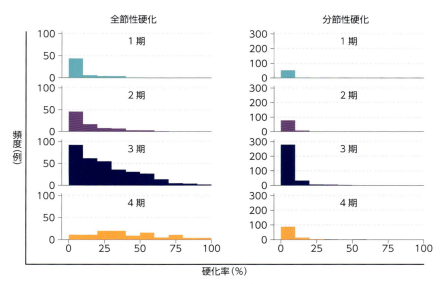

図2　全節性硬化および分節性硬化の病期ごとの頻度

表3　糖尿病性腎症病期分類と腎病理：特徴的所見・予後予測所見がある

病期	尿アルブミン値 (mg/gCr) あるいは尿蛋白値 (g/gCr)	GFR (eGFR) (mL/分/1.73 m²)	病理所見 特徴的所見[注1]	病理所見 予後予測所見[注2]
第1期（腎症前期）	正常アルブミン尿（30未満）	30以上	・びまん性病変 ・血管・間質病変[注3] ・門部小血管増生[注4]	腎複合イベント ・結節性病変 ・滲出性病変 ・メサンギウム融解
第2期（早期腎症期）	微量アルブミン尿（30〜299）	30以上	・滲出性病変[注5]	腎複合イベント ・結節性病変 ・基底膜二重化 ・メサンギウム融解
第3期（顕性腎症期）	顕性アルブミン尿（300以上）あるいは持続性蛋白尿（0.5以上）	30以上	・結節性病変 ・基底膜二重化 ・メサンギウム融解	腎複合イベント ・びまん性病変 ・IFTA ・間質細胞浸潤 総死亡 ・基底膜二重化 ・メサンギウム融解
第4期（腎不全期）	問わない	30未満	・糸球体肥大 ・糸球体の40%以上が全節性硬化	腎複合イベント ・基底膜二重化
第5期（透析療法期）	透析療法中			

注1　間質線維化・尿細管萎縮，間質細胞浸潤，血管硝子化，動脈硬化の各病変を指す。
注2　腎死および心血管イベントに関する病理因子はなし。
注3　基本的に，約半数の症例に病変を認める病期を記載した。
注4　頻度は22.0%であるが，病初期から見られる特徴的所見。第2期では50%を超える。
注5　頻度は18.4%であるが，病初期から見られる特徴的所見。第3期では50%を超える。

15

ギウム融解では，第3期から約半数に所見を認めた。基底膜二重化，滲出性病変，結節性病変，メサンギウム融解の割合は、それぞれ67.4％，54.2％，45.6％，44.6％であった。糸球体肥大はこれまで糖尿病性腎症の特徴的所見とされてきたが，今回の判定を基準（250μm以上）にすると，それほど高頻度にみられる病変ではなく，第4期で44.1％に認める程度であった。

4. 病期ごとの予後を示す病理所見

今回の解析では，腎複合イベント（透析，eGFRの半減，血清Crの2倍化）を304例に認めた。304例のうち28例（9.2％）は，腎複合イベントの前に心血管イベントを起こしていた。腎死，心血管イベント，総死亡は，それぞれ31例，76例，73例であった。

全症例の解析においては，13の病理学的所見全てが腎複合イベント予後予測因子であった（**表4**）。病期ごとの検討では，特に予後に強く影響する病理所見を示すことができた（HR2.5以上を**表3**にまとめた）。年齢および性別によって調整した後の，病

期ごとにおける各病理所見の腎複合イベントに対するHRを算出した。HRはスコア0を基準とした際の，スコアが1より大きい場合の値である。結節性病変およびメサンギウム融解は，第1期および第2期で高いHRを示した（それぞれ第1期：35.5，35.5，第2期：3.9，2.7）。滲出性病変は第1期（35.5）で高いHRを示し，基底膜二重化は第2期（3.9）および第4期（3.3）で高いHRを示した。第3期では，IFTA（3.1）および間質細胞浸潤（3.3）が高いHRを示した。

総死亡に関する検討では，結節性病変，基底膜二重化，滲出性病変，メサンギウム融解は，第3期における良い予測因子であった（各病理所見のHR：それぞれ2.1，2.7，2.0，2.7）。

腎死および心血管イベントに関する病期ごとの検討では，優位な病理所見はなかった。

5. 病期と病理所見の統合

今回600例の腎生検標本と糖尿病性腎症症例の臨床データをもとに，糖尿病性腎症の日本の分類を用いて臨床病理学的評価を行った。その結果，正常

表4　腎複合イベントに対するハザード比

	1期		2期		3期		4期		全体	
	HR	P>z	HR	P>z	HR	P>z	HR	P>z	HR	P>z
びまん性病変	>500	—	2.1	0.469	2.6	0.030	3.9	0.184	2.7	0.006
結節性病変	35.5	0.024	3.9	0.003	1.8	0.000	2.0	0.006	2.4	0.000
基底膜二重化	7.5	0.157	3.9	0.003	1.9	0.000	3.3	0.004	2.8	0.000
滲出性病変	35.5	0.024	1.8	0.241	2.1	0.000	1.4	0.234	2.7	0.000
メサンギウム融解	35.5	0.024	2.7	0.042	2.0	0.000	1.6	0.058	2.6	0.000
門部血管増生	1.1	0.934	1.4	0.444	1.6	0.008	1.4	0.254	1.6	0.000
全節性硬化	1.2	0.432	1.1	0.643	1.1	0.009	1.1	0.009	1.2	0.000
分節性硬化	1.0	0.984	1.7	0.211	1.3	0.004	1.3	0.004	1.4	0.000
糸球体肥大	4.4	0.236	1.6	0.291	1.0	0.947	0.9	0.766	1.3	0.027
IFTA	0.7	0.758	2.2	0.178	3.1	0.002	0.3	0.272	3.5	0.000
間質細胞浸潤	0.9	0.946	2.3	0.124	3.3	0.000	2.8	0.164	3.7	0.000
硝子化	1.2	0.852	>500	1.000	2.0	0.072	1.6	0.669	2.3	0.009
動脈硬化	1.2	0.863	2.9	0.157	1.6	0.064	2.4	0.219	2.4	0.000

年齢・性別で補正，スコア0に対して1以上、硬化は10％上昇ごと

または微量アルブミン尿（第1期または第2期）の段階から多くの糸球体病変，間質病変，血管病変が認められることが示された。特に間質病変および血管病変が，正常および微量アルブミン尿の段階で多くの症例に認められたことは，大変重要な所見と思われる。これらは，病期に特徴的な病変としてまとめることができる。同時に解析した高血圧性腎硬化症の検討においても，間質病変や血管病変は，早期から高頻度にみられることが明らかになった。しかし本解析では，これら早期の病期でみられる間質病変や血管病変と，腎予後との関連は確認できなかった。一方，近年では正常および微量アルブミン尿の段階で，血管硝子化病変が腎機能低下に関連しているとの報告もある[9]。硝子化病変が早期からみられることは同様だが，予後との関連については更なる検討が必要と思われる。また，糖尿病と高血圧の病理所見に与える影響についても，治療や予後を考えるうえで重要と思われる。糖尿病と高血圧の2つの影響を区別して解析することは困難とも思われるが，これらについても今後の重要な検討課題である。

今回，臨床病期の進行に伴って病理所見が進行することが確認された。臨床病期にあった病理所見の適切な評価が，予後をより良く層別化する可能性を示している。このような点で，臨床病期分類だけでは層別化できなかったリスクを，さらに病理所見によって層別化するのに有効であると思われる。これらの結果は，病理学的評価の重要性を示すとともに，糖尿病性腎症病期分類の新たな活用法と考える。

今後の課題

本解析にはいくつかの限界が存在する。第一に，光学顕微鏡法を用いて病理学的所見のみを評価している点である。今後，免疫蛍光顕微鏡および電子顕微鏡のデータも含めて評価されるべきである。第二に，臨床的に必要とされる生検試料を用いた後ろ向き研究であり，採取された臨床データおよびアウトカムデータはカルテ記録に依存している点である。第三に，腎生検および治療介入は，各施設の基準であり，本解析のバイアスと考えられる。第四に，蛋白尿のデータはアルブミン尿症のデータが入手できなかった場合に使用された。したがってこの結果を一般化するためには，より多くの症例および異なるコホートを用いた研究が必要である。

しかし，今回のデータはわが国における長期観察かつ多数例の解析であり，糖尿病性腎症の重要かつ貴重な臨床病理学的特徴を示していると考える。

本解析結果は，糖尿病性腎症病期分類に加えて，病理所見が腎臓予後の詳細な層別化に有用であることを示した。生検標本を用いた更なる検討が必要であると思われる。

参考文献

1) Haneda M, et al. A new Classification of Diabetic Nephropathy 2014 : a report from Joint Committee on Diabetic Nephropathy. J Diabetes Investig 6 (2) : 242-246, 2015

2) Haneda M, et al. A new classification of Diabetic Nephropathy 2014: a report from Joint Committee on Diabetic Nephropathy. Clin Exp Nephrol 19 (1) : 1-5, 2015

3) Wada T, et al.Clinical impact of albuminuria and glomerular filtration rate on renal and cardiovascular events, and all-cause mortality in Japanese patients with type 2 diabetes. Clin Exp Nephrol 18 (4) : 613-620, 2014

4) Krolewski AS. Progressive renal decline : the new paradigm of diabetic nephropathy in type 1 diabetes. Diabetes Care 38 (6) : 954-962, 2015

5) Pavkov ME, et al. Early renal function decline in type 2 diabetes. Clin J Am Soc Nephrol 7 (1) : 78-84, 2012

6) Perkins BA, et al. Microalbuminuria and the risk for early progressive renal function decline in type 1 diabetes. J Am Soc Nephrol 18 (4) : 1353-1361, 2007

7) Furuichi K, et al. Clinicopathological analysis of biopsy-proven diabetic nephropathy based on the Japanese classification of diabetic nephropathy. Clin Exp Nephrol 2017. doi : 10.1007/s10157-017-1485-7. [Epub ahead of print], 2017

8) Furuichi K, et al. Nationwide multicentre kidney biopsy study of Japanese patients with type 2 diabetes. Nephrol Dial Transplant2017. doi : 10.1093/ndt/gfw417. [Epub ahead of print]

9) Moriya T, et al. Arteriolar Hyalinosis Predicts Increase in Albuminuria and GFR Decline in Normo- and Microalbuminuric Japanese Patients With Type 2 Diabetes. Diabetes Care 40 (10) : 1373-1378, 2017

糖尿病性腎症病期分類に基づいた腎病理診断の手引き

2 スコア化の試み

はじめに

これまでの糖尿病性腎症の臨床研究において，Cox 回帰分析や多変量ロジスティック回帰分析による腎病理所見の有用性が報告されており，代表的な臨床因子とは独立して糸球体病変，尿細管間質病変，血管病変それぞれの有意な予後への関連が示されている。しかし，細分化した病理学的所見全てを上記に示した多変量解析モデルに投入しても，腎病理所見同士の強い相関から生じる多重共線性の問題があり，臨床および病理学的な因子の総合的なスコア化を行う際に，ハザード比 (HR) やオッズ比をそのまま用いることは難しい。

われわれはこういった問題点を解決する方法の1つとして，既報にも示すように Bootstrap aggregating method という手法を用いて病理学的因子の重みづけを行った[1]。臨床学的因子で調整した腎病理学的因子の総合的なスコアリングを行った解析結果は国際比較の項で述べられるため，本項ではよりシンプルな解析結果を紹介する。具体例として，腎生検が施行された時代を層別化し，年代群と腎病理所見の Heterogeneity を比較した結果を示す。

表1 糸球体病変スコアリングシステム

Glomerular classification	score	HR	p value	β-Coefficient	BIF (×500)	β × BIF (×500)	β × BIF (×500) ×5	score (5)
Diffuse (びまん性病変)	0				0.682	0	0	0
	1	1.45	0.33	0.37		0.252	1.26	1
	2	2.83	0.005	1.04		0.709	3.54	3
	3	4.51	<0.001	1.51		1.03	5.15	5
Nodular (結節性病変)	0				0.186	0	0	0
	1	2.51	<0.001	0.92		0.171	0.86	1
Double (基底膜二重化)	0							
	1	2.56	<0.001					
	2	2.87	<0.001					
	3	4.09	<0.001					
Double Group 0 (Double 0)	0				1	0	0	0
Double Group 1 (Double 1or2)	1	2.65	<0.001	0.98		0.98	4.9	5
Double Group 2 (Double 3)	2	4.09	<0.001	1.41		1.41	7.05	7
Exudative (糸球体滲出性病変)	0				0.986	0	0	0
	1	2.83	<0.001	1.04		1.03	5.13	5
Meslysis (メサンギウム融解)	0				0.654	0	0	0
	1	2.68	<0.001	0.99		0.65	3.24	3
Gmega (糸球体肥大)	0				0.162	0	0	0
	1	1.33	0.021	0.28		0.05	0.23	0

解析の実例

対象症例

わが国の多施設において，1982 ～ 2014 年までの間に腎生検を施行し病理学的な所見に基づき糖尿病性腎症と診断された 612 例のうち，糸球体病変，尿細管間質病変，血管病変のスコアリングが完全に行われておりかつ主要な臨床因子のデータが揃っている 542 例を対象とした。

解析方法

腎予後に基づくスコアリングシステムを構築し，糸球体病変，尿細管間質病変，血管病変という 3 つの病変におけるスコアを算出し，病変間の分布を比べた。アウトカムは，① ESKD による透析導入，②血清 Cr の 2 倍化，③ eGFR 50 ％低下のいずれかに到達した時点とした。

まず，糸球体病変のスコアの算出を行った経緯を解説する。日本の分類に基づく糸球体病変の評価項目は国際分類に比べて多く，そのいくつかの間では強い相関が認められる。①びまん性病変（カテゴリー 4 段階），②結節性病変（ある / なし），③基底膜二重化（カテゴリー 4 段階），④糸球体滲出性病変（ある / なし），⑤メサンギウム融解（ある / なし），⑥糸球体肥大（ある / なし）の 6 つが評価項目であり，それぞれのアウトカムに対する HR は**表 1** に示す通りであった。なお，本検討における Cox 回帰分析では，最終的に検討したいことが腎病理学的所見の年代における Heterogeneity の変化であるので，腎病理所見のみの予後に対するインパクトを評価するために単変量解析で HR（β-coefficient）を求めた。

ここで重要なのは，各病変の HR はそれぞれの病変の中の reference に対する比であるということである。例えば，びまん性病変のスコア 2（HR：2.83）と基底膜二重化のスコア 2（HR：2.87）はほぼ同じ HR であるが，びまん性病変と基底膜二重化自体の実際の予後に対する重みが同様でないため，実際の HR は同様ではない。このような問題点を解決するためにそれぞれの病変自体へ予後に対する重みづけを行うために行った手法が Bootstrap aggregating method である。これを用いて得られる Bootstrap inclusion fractions (BIFs) はいわゆる重み係数であり，β-coefficient × BIF に適当な整数を掛けることでスコアが得られる。基底膜

表 2　糸球体スコア（G-score）の分布スコアリングシステム

G score	症例数	%	cumulative percentage (%)
0	26	4.80	4.80
1	69	12.73	17.53
3	31	5.72	23.25
4	1	0.18	23.43
5	26	4.80	28.23
6	37	6.83	35.06
7	6	1.11	36.16
8	27	4.98	41.14
9	12	2.21	43.36
10	34	6.27	49.63
11	23	4.24	53.87
12	10	1.85	55.72
13	34	6.27	61.99
14	27	4.98	66.97
15	17	3.14	70.11
16	26	4.80	74.91
17	18	3.32	78.23
18	22	4.06	82.29
19	71	13.10	95.39
21	25	4.61	100.00
Total	542	100.00	

糸球体 Group（G-group）の分布

G group	N	%
Group 1 (score 0 ～ 5)	153	28.2
Group 2 (score 6 ～ 10)	116	21.4
Group 3 (score 11 ～ 16)	137	25.3
Group 4 (score 17 ～ 21)	136	25.1
Total	542	100.0

二重化スコアにおいてはスコア1とスコア2のHRが同様であったためグループ化を行い，基底膜二重化病変は3段階とした．スコアの分布に従い，なるべく均等に4つのグループを作成した（**表2**）．

実際のこのスコアリングによる腎予後をKaplan-Meier curveで比較検討してみると**図1**のようになり，予後に基づくスコアリングシステムが構築できていることが確認できた．

スコアリングシステムの腎生検年代別解析への応用

同様のスコアリングを尿細管間質病変においても行い，4つのグループを作成した．そして，糸球体グループ（G group）と尿細管間質グループ（I group）の分布を調べると**表3**のようになった．

この結果，一部の症例では糸球体病変有意（Category 4）と尿細管間質病変有意（Category 3）の

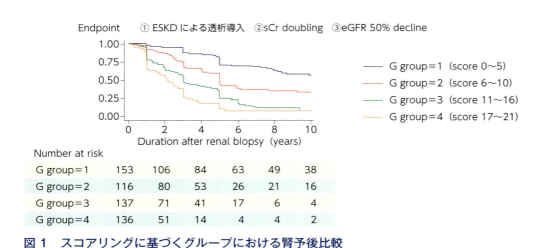

図1 スコアリングに基づくグループにおける腎予後比較

表3 糸球体スコア（G），尿細管間質スコア（I）に基づくグループの分布

	I group 1 (score 0〜5)	I group 2 (score 6〜9)	I group 3 (score 10〜12)	I group 4 (score 13〜15)	Total
G group 1 (score 0〜5)	60	53	28	12	153
G group 2 (score 6〜10)	17	36	38	25	116
G group 3 (score 11〜16)	10	31	53	43	137
G group 4 (score 17〜21)	5	21	43	67	136
Total	92	141	162	147	542

Based on the univariate Cox regression models

糸球体病変と尿細管間質病変に基づいた分類

Category 1 (Normal/near normal) (n=130)	Category 2 (Typical DN) (n=311)	Category 3 (Interstitial > Glomerular) (n=65)	Category 4 (Glomerular > Interstitial) (n=36)

スコア化の試み

表4 腎生検施行日に応じた年代群（4群または2群）における Category の分布

	Biopsy Date 1 (1982〜1992)	Biopsy Date 2 (1992〜2000)	Biopsy Date 3 (2000〜2006)	Biopsy Date 4 (2006〜2014)	Early Group (1982〜2002)	Late Group (2002〜2014)	P value
Category 1 (Normal/near normal)	58 （43%）	40 （38%）	19 （14%）	13 （10%）	104 （35%）	26 （11%）	<0.001
Category 2 (Typical DN)	51 （38%）	76 （56%）	89 （65%）	95 （70%）	148 （49%）	163 （68%）	NS
Category 3 Interstitial>Glomerular	14 （10%）	11 （8%）	23 （17%）	17 （13%）	28 （9%）	37 （15%）	0.03
Category 4 Glomerular>Interstitial	11 （8%）	9 （7%）	5 （4%）	11 （8%）	21 （7%）	15 （6%）	NS
Total	134	136	136	136	301	241	

糸球体病変と尿細管間質病変で比べると，近代（2002年以降）では尿細管間質病変有意の割合が大きい

群に該当することがわかった。

また，腎生検施行日に応じた年代群（4群）における上記 Category の分布を比べると**表4**のようになり，近代群（2002年以降）では尿細管間質病変有意の割合が大きいことがわかった。興味深いことに，この2002年というのは日本において糖尿病性腎症に対する ACE（アンジオテンシン変換酵素）阻害薬が認可された年であり，以降，糖尿病性腎症の患者において RA（レニン・アンジオテンシン）系阻害薬の使用が増加したと推察される。

以上の結果は，近年の糖尿病性腎症における Heterogeneity が大きくなっていること，または Heterogeneity が大きい症例に対してより多く腎生検が施行されていることを示していると考えられた。

おわりに

Bootstrap aggregating method を用いたスコアリングシステムによる実際の解析への応用の実例を示した。臨床の現場に応用しやすいスコアリングシステムを構築することが肝要と思われる。

参考文献

1) Hoshino J, et al. A pathological scoring system to predict renal outcome in diabetic nephropathy. Am J Nephrol 41:337-344, 2015

3 国際比較

はじめに

慢性腎臓病（CKD）の概念が浸透するに従い，糖尿病性腎症の克服が注目されている。透析導入原疾患の第1位を占める糖尿病性腎症は大きな医学的・社会的負担となっており，末期腎不全への進展予防は重要な課題である。従来は，アルブミン尿と腎機能（eGFR）の2つの臨床所見を用いた臨床病期分類が提唱されてきたが，近年，糖尿病性腎症の病理所見に関する定義の統一が試みられ，腎生検の意義が再評価される動きがある。2010年にはTervaertらを中心に国際腎病理学会（RPS）による新たな糖尿病性腎症病理評価基準（RPS分類）が提唱され[1]，われわれはこの腎病理所見が臨床因子とは独立した予後予測因子であることを示し，腎予後予測のための新たな病理スコアリングシステムを作成した[2,3]。一方，わが国においても平成24～26年度厚生労働科学研究費補助金「糖尿病性腎症ならびに腎硬化症の診療水準向上と重症化予防にむけた調査・研究」により，糸球体関連項目を詳細に検討した新たな糖尿病性腎症の病理評価が提唱された[4,5]。

現時点でどちらの病理分類が臨床的により意味があるかは，明らかでない。今回の研究は両分類の比較検討を通じて，どちらが臨床的に有用であるかを統計学的に明らかにすることを目的とした。

1. RPS分類と日本の分類の違い

まず，両分類の違いを**表1**に示す。最も異なるのが糸球体評価である。RPS分類では糸球体を4段階（Ⅰ．基底膜肥厚，Ⅱ．メサンギウム拡大（Ⅱa軽度，Ⅱb高度），Ⅲ．結節性，Ⅳ．糸球体硬化）に分

類しているのに対し，日本の分類では詳細にメサンギウム病変（Grade 0～3），基底膜二重化（Grade 0～3），結節性病変・滲出性病変・メサンギウム融解／微小血管瘤（M-lysis）・糸球体門部小血管増生（Pvas）・糸球体肥大の有無と糸球体硬化割合の8項目で評価する。間質・動脈評価項目は基本的に同一の評価項目であり，間質線維化・尿細管萎縮（IFTA）と動脈硬化に関してはグレード分類も完全に同じである。一方で間質細胞浸潤と細動脈硝子化の2項目は，RPS分類では3段階評価であるのに対して日本の分類では4段階評価になっている（**表1**）。

両分類を比較するポイントとして，診断精度と予後予測能の優位性の検討が考えられた（**図1**）。そこで，われわれはまずこれらの相違点が腎予後にどの程度相関しているかを検討した。

2. RPS分類と日本の分類の相違部分の比較

対象は，2型糖尿病を有し，金沢大学および虎の門病院，虎の門病院分院で腎生検にて糖尿病性腎症と診断され，日本の分類，RPS分類両方の病理評価を行った300例である。透析導入またはeGFR50％減少をアウトカムとし，腎生検時の臨床因子（年齢，性別，eGFR，血圧，BMI，HbA1c，糖尿病性網膜症，尿アルブミン，尿潜血）にて補正した後，各病理因子が腎予後に与える影響をCox比例ハザードモデルにて算出した。

はじめに日本の分類独自の項目である①メサンギウム拡大，②基底膜二重化，③M-lysis，④Pvas，⑤糸球体肥大の有用性を検討した。メサンギウム拡大grade 2，3の補正ハザード比（HR）は，grade

国際比較

表 1 「糖尿病性腎症と高血圧性腎硬化症の病理診断への手引き」の分類と RPS 分類との比較

		RPS 分類		日本の分類	
糸球体病変	糸球体	Ⅰ：基底膜肥厚		メサンギウム病変	Grade 0〜3：毛細血管腔との比較
		Ⅱ：メサンギウム拡大（Ⅱa 軽度，Ⅱb 高度）		結節性病変	0/1
		Ⅲ：結節性		基底膜二重化	Grade 0〜3
		Ⅳ：糸球体硬化（半数以上全硬化）		滲出性病変	0/1
				メサンギウム融解 / 小血管瘤	0/1
				糸球体門部小血管増生	0/1
				糸球体肥大	0/1
				全節性 / 分節性，糸球体硬化	%
間質病変	IFTA	0		IFTA	0
		1：<25%			1：<25%
		2：25〜50%			2：25〜50%
		3：>50%			3：>50%
	間質細胞浸潤	0：none		間質細胞浸潤	0：none
		1：IFTA 部位のみ細胞浸潤			1：<25%
		2：IFTA 部位以外にも細胞浸潤			2：25〜50%
					3：≧50%
	細動脈硝子化	0：none		細動脈硝子化	0：none
		1：1 つの領域のみ			1：1 つの領域のみ
		2：2 つ以上の領域			2：50%程度の硝子化
					3：50%以上の硝子化，全層性の硝子化
	動脈硬化	0：none		動脈硬化	0：none
		1：中膜厚以下の硬化			1：中膜厚以下の硬化
		2：中膜厚を超える硬化			2：中膜厚を超える硬化

Point1「優位性」の解釈 → 診断精度の向上？
予後予測能の向上？

Point2 相違部分の比較
・糸球体病変
 − 日本病理分類オリジナル項目（基底膜二重化，メサンギウム融解 / 小血管瘤，門部小血管増生，糸球体肥大）の意義
 − メサンギウム拡大を 4 段階化する意義
・間質細胞浸潤
 − 3 段階を 4 段階化する意義
・細動脈硝子化
 − 中等度以上を 2 段階化する意義

図 1 両分類を比較するポイント

糖尿病性腎症病期分類に基づいた腎病理診断の手引き

表2　臨床背景

Pathological variables	Univariate（HR）		Multivariate（HR）	
メサンギウム拡大				
0	reference		reference	
1	0.89（0.26-3.04）	0.85	3.73（0.98-14.26）	0.05
2	3.70（1.14-12.06）	0.03	10.33（2.69-39.64）	0.001
3	7.08（2.20-22.84）	0.001	11.03（2.83-42.97）	0.001
基底膜二重化				
0	reference		reference	
1	2.73（1.82-4.10）	<0.001	1.40（0.91-2.15）	0.13
2	4.28（2.64-6.94）	<0.001	1.79（1.04-3.07）	0.04
3	12.65（6.30-25.37）	<0.001	5.03（2.37-10.68）	<0.001
メサンギウム融解	4.22（2.97-5.99）	<0.001	2.84（1.90-4.23）	<0.001
糸球体門部小血管増生	2.34（1.58-3.47）	<0.001	1.66（1.09-2.53）	0.02
糸球体肥大	1.74（1.23-2.47）	0.002	1.18（0.82-1.69）	0.38
間質浸潤				
0	reference		reference	
1	5.79（2.66-12.58）	<0.001	5.12（2.28-11.48）	<0.001
2	7.80（3.38-18.01）	<0.001	6.04（2.43-14.99）	<0.001
3	7.81（3.09-19.74）	<0.001	3.55（1.32-9.53）	0.01
細動脈硝子化				
0	reference		reference	
1	4.66（1.10-19.82）	0.04	1.77（0.58-5.46）	0.32
2	6.60（1.58-27.50）	0.01	2.35（0.77-7.17）	0.14
3	7.09（1.73-28.99）	0.006	2.71（0.90-8.13）	0.08

アウトカム：透析導入または eGFR50％低下
補正因子：年齢，性別，eGFR，平均血圧，BMI，HbA1c，糖尿病網膜症，アルブミン尿（3段階），尿潜血

0をreferenceとした場合，それぞれ10.33（95％CI：2.69 -39.64），11.03（95％CI：2.83 -42.97）であり，grade 0，1に比べて有意に高いHRを示したものの，grade 2とgrade 3は同等であり両者を区別する意義は乏しいと考えられた（**表2**）。一方，garde 0を基準にした際の基底膜二重化grade 1，2，3の補正ハザード比はそれぞれ1.40（95％CI：0.91-2.15），1.79（95％CI：1.04-3.07），5.03（95％CI：2.37-10.68）であり，4段階化する意義が示唆された。同様にM-lysis，PvasのHRはそれぞれ2.84（95％CI：1.90-4.23），1.66（95％CI：1.09-2.53），

1.18（95％CI：0.82-1.69）であり，有意な腎予後関連因子であった。一方でメサンギウム拡大・間質細胞浸潤・細動脈硝子化を4段階化する意義は乏しく，糸球体肥大も腎予後とは相関しなかった（**表2**）。

3. 日本の分類スコアリングシステムの作成

　腎病理評価が実際に腎予後予測能を向上させるかどうかは，非常に重要な臨床課題である。特に，より細分化評価を行っている日本の分類の予後予測能

が，RPS分類より優れていることが明らかになれば，日本の分類の優位性を示唆する1つの所見となる。

しかし，細分化した腎病理所見を全て多変量解析に投入して予後予測モデルを作成した場合，腎病理所見同士の強い相関により多重共線性multicollinearityの問題が生じるため，前述で得られたHRなどをそのまま用いることは難しい。われわれはこの問題を解決する方法の1つとして，Bootstrap aggregating法を用いて病理各項目の腎予後に対する重みづけ値（Bootstrap inclusion fractions：BIF）を算出し，Cox回帰分析結果（β係数）との積をその項目のスコア値とし，各因子スコアの合計の5倍をJ-scoreとして算出した。これはRPS分類のスコアリングシステム作成の際に用いられた方法と同じであることから[2]，直接日本の分類とRPSを比較することも可能である。

表3　日本の病理分類の簡易スコアリング（n＝326）

アウトカムは透析導入もしくはeGFR50％以上の減少

Variablers	Grade	Score
Diffuse	0, 1	0
	2, 3	1
Double	0～2	0
	3	2
Mesangiolysis		4
Polar vasculosis		1
IFTA	1	0
	2, 3	3
	3, 4	4

Variablers	Grade	Score
Interstitial inflammation	0	0
	1, 2	5
	3	4
Hyalinosis	0	0
	1～3	2
Total		19

BIF：Bootstrap Inclusion fractions
Score ＝ β × BIF × 5
Adjusted variables：age, sex, eGFR, mean blood pressure, BMI, HbA1c, DM retinopathy, albuminuria, Urinary RBC

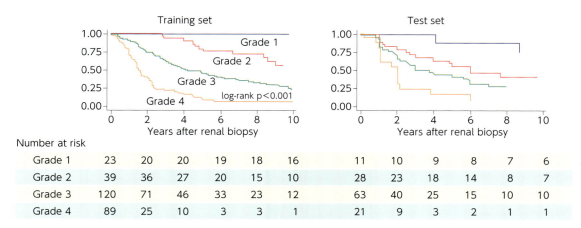

Number at risk

Grade 1	23	20	20	19	18	16	11	10	9	8	7	6
Grade 2	39	36	27	20	15	10	28	23	18	14	8	7
Grade 3	120	71	46	33	23	12	63	40	25	15	10	10
Grade 4	89	25	10	3	3	1	21	9	3	2	1	1

病理grade	病理スコア（J-score）	予想腎予後（年）
Grade 1	0～5	＞18
Grade 2	6～10	12.5（4.8, 22.3）
Grade 3	11～15	4.0（1.9, 9.9）
Grade 4	16～19	1.7（1.0, 2.4）

図2　病理スコアごとの腎予後

糖尿病性腎症病期分類に基づいた腎病理診断の手引き

表4　腎予後予測能の比較

Model 1	C-statistics	NRI	IDI
Clinical	0.661 (0.614-0.709)		
Clinical + J-score	0.685 (0.634-0.736)	0.154 (-0.040-0.349), p=0.12	0.015 (0.003-0.028), p=0.02
Clinical + D-score	0.751 (0.672-0.830)	0.691 (0.355-1.027), p<0.001	0.031 (-0.008-0.062), p=0.06
Model 2	C-statistics	NRI	IDI
Clinical	0.722 (0.674-0.769)		
Clinical + J-score	0.724 (0.672-0.775)	0.194 (-0.010-0.398), p=0.06	0.013 (0.001-0.024), p=0.03
Clinical + D-score	0.673 (0.571-0.775)	0.539 (0.185-0.893), p=0.003	0.043 (-0.010-0.398), p=0.06

対象は前述と同様に腎生検にて糖尿病性腎症と証明され日本の分類とRPS分類両方で腎評価可能であった3施設の326例（Training set）と金沢医療センターの167例（Test set）を合わせた493例である。Training set（n=326）を用いて，透析導入またはeGFR50％減少をアウトカムとし，腎生検時の臨床因子（年齢，性別，eGFR，血圧，BMI，HbA1c，糖尿病性網膜症，尿アルブミン，尿潜血）にて補正後のHRを，BIFにて加重を行ったスコア（J-score）を作成した。

次にtest set（n=167）を用いて，その腎予後予測能をc-statistics，NRI，およびIDIにて検討し，さらにRPS分類のJ-scoreと比較した[2]。

結果

日本の分類のうち，①びまん性病変grade 2，3を1点，②基底膜二重化grade 3を2点，③M-lysisありを4点，④Pvasありを1点，⑤IFTA grade 2を3点，grade 3，4を4点，⑥間質細胞浸潤grade 1，2を5点，grade 3を4点，⑦細動脈硝子化grade 1～3を2点の合計19点を最大値とするJ-scoreが作成された（表3）。腎予後の違いをもとに本スコアは5点未満，6～10点，11～15点，16点以上の4群に分類した。各群の腎生検から腎予後までの期間の中央値（IQR）はそれぞれ>18年，12.5（4.8～22.3）年，4.0（1.9～9.9）年，1.7（1.0～2.4）年であり，Kaplan-Meier法

による腎予後曲線も有意に異なっていた（p<0.001，log-rank）（図2）。Test setでも同様な結果であった（図2，表3）。

4. 腎予後予測能の国際比較（日本の分類 vs RPS分類）

次にbasic model（eGFR，尿アルブミンで補正）およびclinical model（年齢，性別，eGFR，血圧，BMI，HbA1c，尿アルブミンで補正）それぞれについて，前述の日本の分類によるJ-scoreと，既報のRPS分類によるD-scoreを加えた際の10年腎予後予測能の変化を調べた。

Basic modelにおいてJ-score，D-scoreを加えた際のC-statisticsは0.661から0.685（95％CI：0.634-0.736），0.751（95％CI：0.672-0.830）に向上し，NRIは0.154（95％CI：-0.040-0.349；p=0.12），0.691（95％CI：0.355-1.027；p<0.001），IDIは0.015（95％CI：0.003-0.028；p=0.02），0.031（95％CI：-0.008-0.062；p=0.06）に変化した。Clinical modelにおいて，C-statisticsは0.722からそれぞれ0.724（95％CI：0.672-0.775），0.673（95％CI：0.571-0.775）に，NRIは0.194（95％CI：-0.010-0.398；p=0.06），0.539（95％CI：0.185-0.893；p=0.003）に，IDIは0.013（95％CI：0.001-0.024；p=0.03），0.043（95％CI：

−0.010-0.398；p=0.06)に変化した（**表4**)。すなわち，臨床因子に J-score または D-score を加えることで 10 年腎予後予測能が向上することが示された。総じて両者の予後予測能の向上割合は同等と考えられた。

おわりに

近年提唱された糖尿病性腎症の日本の分類について，腎予後に基づいた統計学的評価を行った。透析導入または eGFR50％減少をアウトカムとした場合，日本の分類オリジナル糸球体評価項目のうち，メサンギウム拡大，基底膜二重化，メサンギウム融解・微小血管瘤 (M-lysis)，糸球体門部小血管増生 (Pvas) は諸因子補正後も有意な予後予測因子であることが明らかとなった。一方，間質細胞浸潤と細動脈硝子化を4段階化する意義は本検討では明らかでなかった。

さらに，日本の分類独自の病理スコアリングシステム (J-score) を作成した。本スコアの大小により腎予後は良好に予測され，臨床因子のみからなる二種のモデルに加味した際に，有意に 10 年腎予後予測能が向上した（海外 peer review journal に投稿中(in revision))。本スコアの国際比較を行った結果，D-score と同等の予後予測能の向上効果があることが示唆された。

今回の検討を通じ，腎予後に対する間質障害の強いインパクトが明らかとなるとともに，糸球体病変を詳細に評価した日本の分類の意義も示された。今後は，日本の分類の更なる検討とともに，既存の臨床情報や新たなバイオマーカーとの組み合わせなどにより，腎生検評価すべき患者集団が明らかになることが望まれる。

参考文献

1) Tervaert TW, et al. Pathologic classification of diabetic nephropathy. J Am Soc Nephrol 21 (4)：556-563, 2010
2) Hoshino, J, et al. A pathological scoring system to predict renal outcome in diabetic nephropathy. Am J Nephrol 41 (4-5)：337-344, 2015
3) Mise K, et al. Renal prognosis a long time after renal biopsy on patients with diabetic nephropathy. Nephrol Dial Transplant 29 (1)：109-118, 2014
4) 和田隆志, 他（監修)，佐藤 博, 他（編)．糖尿病性腎症と高血圧性腎症の病理診断への手引き. 東京, 東京医学社，2014
5) Furuichi K, et al. Nationwide multicentre kidney biopsy study of Japanese patients with type 2 diabetes. Nephrol Dial Transplant 2017. doi：10.1093/ndt/gfw417. [Epub ahead of print]

糖尿病性腎症病期分類に基づいた腎病理診断の手引き

4 バイオマーカー

　糖尿病性腎症の診断には尿中アルブミンが広く使用され，糖尿病性腎症のステージ分類の基本となっている。しかし，現段階で診断のゴールドスタンダードとなっている尿中アルブミンに加え，さらに臨床的に有用なバイオマーカーの開発が求められている。より早期の段階からの糖尿病性腎症の診断（早期診断），腎予後・生命予後の推定，主要合併症の予測，治療反応性の評価，薬剤有効性の評価，それぞれのフェーズで既存のバイオマーカーに加え，新規糖尿病性腎症のバイオマーカーの開発が重要である。

　2014年（平成26年）に従来の糖尿病性腎症の病期分類にCKDのGFR（eGFR）のステージを加味した新たな病期分類が提唱され[1]，糖尿病性腎症の臨床・臨床研究推進に大きく貢献している。一方，従来の腎生検の病理所見から糖尿病性腎症の重症化予防のために平成21〜26年までの2期にわたり開始された厚生労働省腎疾患対策研究事業（研究代表者　和田隆志）は，2015年（平成27年）からの研究課題「糖尿病性腎症の進展予防にむけた病期分類-病理-バイオマーカーを統合した診断法の開発」へと引き継がれている。このなかでは探索的バイオマーカー研究も継続しており，本研究の重要な研究成果として収集された臨床データに紐付けられた腎病理標本を用いることで，糖尿病性腎症の各病期に特徴的な病理所見と腎予後との関連が明らかになってきた[2]。糖尿病性腎症の進展予防にむけた病期分類-病理-バイオマーカーを統合した診断法の確立が強く望まれている。

　現在，糖尿病性腎症に特徴的な各病理像とよく相関するバイオマーカーを評価し，各病期における病理所見・バイオマーカーを統合した診断法の開発にむけた作業が進行中であり，現段階での成果を報告する。

　近年，腎生検の病理診断に基づいた"糖尿病性腎症：diabetic nephropathy"に加え，より包括的にとらえる"糖尿病性腎臓病：diabetic kidney disease"，"CKD合併糖尿病：CKD with diabetes"といった用語も用いられるようになっている。各種バイオマーカーがこれらの病態の整理・理解の助けにもなることを期待している。

　本項では，既報の各種バイオマーカーに続き，本研究で取り上げられている探索的バイオマーカーについて紹介する。

参考文献

1)　羽田勝計 他. 糖尿病性腎症病期分類2014の策定（糖尿病性腎症病期分類改定）について. 日腎会誌 56（5）：547-552, 2014

2)　Furuichi K, et al. Nationwide multicentre kidney biopsy study of Japanese patients with type 2 diabetes. Nephrol Dial Transplant 2017. doi：10.1093/ndt/gfw417. [Epub ahead of print]

a. 既存のバイオマーカー

はじめに

　糖尿病性腎症（以下，腎症）は，アルブミン尿（蛋白尿）と推算糸球体濾過量（eGFR）の2つのマーカーを用いて病期分類が行われている。しかし治療の進歩に伴い腎症の進展経過は多様化（図）[1]してきており，これらのマーカーのみで進展予測を行うことは難しくなってきている。

　微量アルブミン尿の出現は，顕性アルブミン尿の発症や最終的には末期腎不全の高リスクとなるため，腎症の早期診断および進展マーカーとして一般臨床で広く測定されている[2,3]。しかし近年の糖尿病患者における微量アルブミン尿は，顕性アルブミン尿に進展するより正常アルブミン尿に寛解する症例のほうが多く，進展マーカーとしての微量アルブミン尿の有用性に異議が唱えられている[4]。

　これまで，健常人と比較して腎症前期の糖尿病患者において有意に増減しているマーカーは，早期腎症診断の候補として扱われてきた。しかし腎症前期の糖尿病患者におけるアルブミン尿は，健常人と比較すると既に高値である。また，正常アルブミン尿でも病理的には典型的な糖尿病性腎症を呈している症例も存在する。このことから，病理所見を組み入れた腎症病期分類の作成は必須である。

　腎症進展（腎予後）を予測する候補マーカーを表に示す。これまで腎臓病のハードエンドポイントは腎死（末期腎不全への進展）あるいは，それに相当する血清クレアチニンの2倍化（eGFRの57％の低下に相当）が使用されてきた。また，近年ではeGFRのより軽度の低下（30％あるいは40％の低下）によっても正確に腎死を予測できることが報告されている[5]。しかし，腎症前期・早期腎症の患者がハードエンドポイントに達するまでには長期間のフォローアップが必要となる。本項ではハードエンドポイントに加えサロゲートエンドポイントとしてアルブミン尿の進展・退縮や年間GFR低下率を用いて，マーカーの有用性を検証した主な研究について概説する。

1. 尿中アルブミン

　アルブミン尿の増加は一般に糸球体障害マーカーとみなされているが，尿細管での再吸収障害でも生じるため，糸球体および尿細管の両者の障害マーカーと捉えることもできる。微量アルブミン尿の存

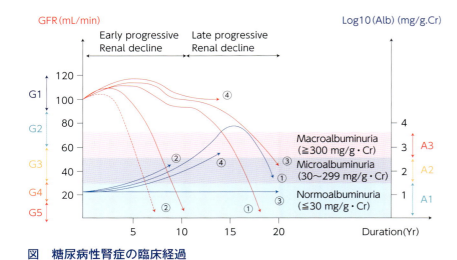

図　糖尿病性腎症の臨床経過

（文献1より引用，一部改変）

在と多寡は，末期腎不全進展へのリスクファクターのみではなく，心血管イベント発症の独立したリスクファクターでもある。そのためアルブミン尿は腎症診療におけるゴールドスタンダードマーカーとして用いられているのだが，近年ではその有用性に異議が唱えられている。したがって eGFR やアルブミン尿とは独立した臨床情報を有する新規マーカーの開発は急務である。

2. 尿中免疫グロブリン（主に IgG）

微量アルブミン尿（分子量 66 kDa，陰性荷電）の出現は，糸球体内皮細胞窓を覆うグリコカリクスや糸球体基底膜に存在するプロテオグリカンなど

チャージバリアの破綻と想定されている。さらに糸球体障害が進行すると，基底膜あるいは足突起間のスリット膜のサイズバリアも障害され，更なるアルブミン尿（蛋白尿）が排泄されると考えられている。尿中に排泄される免疫グロブリンのなかで大半を占める IgG は，アルブミンの約 2.5 倍の分子量で陽性荷電を帯びている。正常アルブミン尿を呈する糖尿病患者では，尿中 IgG の高値は微量アルブミン尿への進展を予測すると報告されている[6]。

また正常・微量アルブミン尿を呈する糖尿病患者では，尿中 IgG2 の高値は GFR 低下を予測するが，アルブミン尿で補正するとその腎予後予測能は消失する[7]。したがって尿中 IgG は早期診断マーカーとして有用である可能性は否定できないが，進展

表　糖尿病性腎症進展の予測候補バイオマーカー

	Pre- and early nephropathy		Advanced nephropathy
Hard or surrogate endpoints	A	G	G
Glomerular damage marker			
Albumin	○	○	○
IgG	−	−	−
Type Ⅳ collagen	△	○	−
Tubular damage marker			
Albumin	○	○	○
NAG	△	−	−
L-FABP	○	○	○
NGAL	−	○	−
(C-, A-) Megalin	○	−	−
KIM-1	△	−	−
KIM-1	−	○	△
Inflammatory marker			
Anti-EPOR autoantibodies	−	○	○
TNFRs (TNFR1, TNFR2)	○	○	○

A, progression and remission (or regression) of albuminuria
G, eGFR decline or progression to Stage 3 CKD or ESKD
Abbreviations：EPOR, erythropoietin receptor；IgG, Immunoglobulin G；KIM-1, kidney injury molecule-1；L-FABP, Liver-type fatty acid binding protein；NAG, N-Acetyl-β-D-glucosaminidase；NGAL, neutrophil gelatinase-associated lipocalin；TNFR, tumor necrosis factor receptor；○, likely；△, possible；−, not likely or no data
The fonts in red color mean "circulating markers", whereas the fonts in blue color mean "urinary markers".

マーカーとしてはアルブミン尿と独立した情報を有するマーカーではないと考えられる。

3. 尿中Ⅳ型コラーゲン

Ⅳ型コラーゲンは，腎臓では糸球体・尿細管基底膜，メサンギウム，腎内血管などに局在している。分子量は約540 kDaと大きいため，血中Ⅳ型コラーゲンは直接尿中には移行しない。このため腎症早期の尿中Ⅳ型コラーゲンの高値は，尿細管基底膜の肥厚，線維化を反映していると考えられている。また，その上昇は腎症早期診断の参考所見にもなっているが，その後に行われた正常・微量アルブミン尿を呈する1型・2型糖尿病を対象とした研究では，尿中Ⅳ型コラーゲンの高値はアルブミン尿の進展ではなく，GFR低下を予測するマーカーであることが報告されている[8, 9]。したがって尿中Ⅳ型コラーゲンは，早期腎症の進展マーカーとして有用である可能性はあるが，早期診断マーカーとしては更なる検証が必要である。

4. 尿中NAG (N-Acetyl-β-D-glucosaminidase)

NAGは，分子量140 kDaで近位尿細管刷子縁に局在するライソゾーム酵素であり，近位尿細管障害時に尿中に排泄される。正常アルブミン尿を呈する2型糖尿病患者では，尿中NAGは微量アルブミン尿への進展を予測しないことが報告されている[6]。一方，微量アルブミン尿を呈する1型糖尿病患者では，尿中NAGの低値が2年後の正常アルブミン尿への寛解を予測することが報告されている[10]。また，正常・微量アルブミン尿を呈する1型糖尿病患者での尿中NAGやKIM-1 (kidney injury molecule 1)の高値はGFR低下を予測するが，アルブミン尿で補正するとそれらの腎予後予測能は消失する[7]。さらに，腎生検で純粋な腎症（進行期）と診断された

2型糖尿病患者おいて，尿中NAGやβ_2ミクログロブリンの高値はGFR低下を予測するが，アルブミン尿やGFRで補正するとそれらの腎予後予測能は消失する。一方，IFTA（尿細管萎縮・間質線維化）で表される病理所見は，これらの交絡因子で補正後も腎予後を予測することが報告されている[11]。

5. 尿中NGAL (neutrophil gelatinase-associated lipocalin)

2型糖尿病の早期腎症でピマインディアンを対象とした研究では，尿中NGALは末期腎不全への進展を予測するが，尿中NAGやKIM-1では予測できないことが報告されている[12]。一方，腎機能正常かつ顕性アルブミン尿を呈する1型糖尿病を対象にロサンルタンで3年間治療介入した研究のサブ解析では，尿中NGAL，KIM-1，L-FABPは，いずれもGFR低下と関連性がないことが報告されている[13]。また，顕性アルブミン尿を呈する1型糖尿病を対象に，低蛋白食あるいは通常蛋白食で4年間治療介入した研究のサブ解析でも，尿中NGALはGFR低下を予測できないことが報告されている[14]。

6. 血中・尿中KIM-1 (kidney injury molecule-1)

KIM-1は健常人の腎臓には発現していないが，近位尿細管障害時には管腔側に発現する。その細胞外ドメインの切断型は，尿中に排泄されるのみならず，循環血にも入ることが想定されている。

尿中NAGと同様に，微量アルブミン尿を呈する1型糖尿病患者では，尿中KIM-1の低値が2年後の正常アルブミン尿への寛解を予測すると報告されている[10]。一方，1型糖尿病患者を対象にした大規模コホート研究では，尿中KIM-1の高値は微量アルブミン尿から顕性アルブミン尿への進展あるいは顕性アルブミン尿から末期腎不全への進展を予測

するが，アルブミン尿で補正するといずれも予測できないことが報告されている[15]。近年，尿中ではなく血中 KIM-1 の高値が正常・微量アルブミン尿（GFR ≧ 60）や顕性アルブミン尿（GFR ≧ 30）を呈する 1 型糖尿病患者において，いずれも CKD ステージ G3 や末期腎不全への進展を予測することが報告されている[7, 12]。

7. 血中TNF受容体（TNFRs：tumor necrosis factor receptors）

TNFR2 は健常人の腎臓に発現していないが，TNFR1 はほとんど全ての細胞に発現している。TNFα や TNFR2 は，炎症刺激により糸球体・尿細管細胞に発現することが報告されている。TNFα は TNF 受容体（TNFRs：TNFR1，TNFR2）と結合することにより，標的細胞のアポトーシス誘導や炎症惹起などの生理作用を発現する。TNFR は細胞表面だけでなく，血中にも存在している。その機序としては，TNFα と同様に ADAM17 によって TNFR1 の細胞外領域（34 kDa）が cleavage（切断）される場合とエクソゾーム様小胞の中に取り込まれた完全長の TNFR1（55 kDa）が放出される場合の 2 つが想定されている[16]。ただし，TNFR2 に関しても同様の機序があてはまるか否かは不明である。TNFRs の病態生理学的な役割は十分には解明されていないが，多くの研究で血中 TNFRs の高値は，糖尿病の型や病期にかかわらず，アルブミン尿や GFR とは独立して腎症進展（アルブミン尿増加，GFR 低下）を予測することが報告されている[17, 18]。

参考文献

1) 合田朋仁. 糖尿病性腎症の進展予測マーカー～アルブミン尿とeGFR のどちらが有用か, それらに代わるマーカーはないか～. Pharma Medica 34（6）：15 -20，2016

2) Mogensen CE, et al. Predicting diabetic nephropathy in insulin-dependent patients. N Eng J Med 311（2）：89-93，1984

3) Shimizu M, et al. Decline in estimated glomerular filtration rate is associated with risk of end-stage renal disease in type 2 diabetes with macroalbuminuria: an observational study from JDNCS. Clin Exp Nephrol 2017. doi：10.1007/s10157-017-1467-9.［Epub ahead of print］

4) Perkins BA, et al. Regression of microalbuminuria in type 1 diabetes. N Eng J Med 348（23）：2285-2293，2003

5) Coresh J, et al. Decline in estimated glomerular filtration rate and subsequent risk of end-stage renal disease and mortality. JAMA 311（24）：2518-2531，2014

6) Narita T, et al. Increased urinary excretions of immunoglobuling, ceruloplasmin, and transferrin predict development of microalbuminuria in patients with type 2 diabetes. Diabetes Care 29（1）：142-144，2006

7) Nowak N, et al. Increased plasma kidney injury molecule-1 suggests early progressive renal decline in non-proteinuric patients with type 1 diabetes. Kidney Int 89（2）：459-467，2016

8) Araki S, et al. Association between urinary type IV collagen level and deterioration of renal function in type 2 diabetic patients without overt proteinuria. Diabetes Care 33（8）：1805-1810，2010

9) Morita M, et al. Association of urinary type IV collagen with GFR decline in young patients with type 1 diabetes. Am J Kidney Dis 58（6）：915-920，2011

10) Vaidya VS, et al. Regression of microalbuminuria in type 1 diabetes is associated with lower levels of urinary tubular injury biomarkers, kidney injury molecule-1, and N-acetyl-beta-D-glucosaminidase. Kidney Int 79 (4) :464-470，2011

11) Mise K, et al. Prognostic Value of Tubulointerstitial Lesions, Urinary N-Acetyl-β-d-Glucosaminidase, and Urinary β2-Microglobulin in Patients with Type 2 Diabetes and Biopsy-Proven Diabetic Nephropathy. Clin J Am Soc Nephrol 11（4）：593-601，2016

12) Fufaa GD, et al. Association of urinary KIM-1, L-FABP, NAG and NGAL with incident end-stage renal disease and mortality in American Indians with type 2 diabetes mellitus. Diabetologia 58（1）：188-198，2015

13) Nielsen SE, et al. Urinary neutrophil gelatinase-associated lipocalin and progression of diabetic nephropathy in type 1 diabetic patients in a four-year follow-up study. Nephron Clin Pract 118（2）：130-135，2011

14) Nielsen SE, et al. Tubular markers do not predict the decline in glomerular filtration rate in type 1 diabetic patients with overt nephropathy. Kidney Int 79（10）：1113-1118，2011

15) Panduru NM, et al. Kidney injury molecule-1 and the loss of kidney function in diabetic nephropathy: a likely causal link in patients with type 1 diabetes. Diabetes Care 38（6）：1130-1137，2015

16) Hawari FI, et al. Release of full-length 55-kDa TNF receptor 1 in exosome-like vesicles: a mechanism for generation of soluble cytokine receptors. Proc of the Natl Acad of Sci U S A101（5）：1297-1302，2004

17) Niewczas MA, et al. Circulating TNF receptors 1 and 2 predict ESRD in type 2 diabetes. J Am Soc Nephrol 23（3）：507-515，2012

18) Gohda T, et al. Circulating TNF receptors 1 and 2 predict stage 3 CKD in type 1 diabetes. J Am Soc Nephrol 23（3）：516-524，2012

b. 探索的バイオマーカー

はじめに

本研究では，2014年（平成26年）度に「糖尿病性腎症と高血圧性腎硬化症の病理診断への手引き」[1]をまとめ，特徴的な各病理所見の定義とスコア化を提案している。これに基づき，糖尿病性腎症に特徴的な病理所見と腎予後との関連が明らかになってきた[2]。

バイオマーカー分科会では，国内薬事承認済みの既知のマーカー（L-FABP）を含む血中および尿中マーカーを探索的マーカーとして取り上げ（**表1**），バイオマーカーとしての特性の評価，パネル化による有用性に関する研究・評価を進めてきた。また，糖尿病性腎症の各病期における病理所見とバイオマーカーを統合した診断法の開発に取り組んでおり，現時点でのパネルを**表2**に示す。

早期診断に関するバイオマーカーとして，メタボロミクス解析から得られた血中代謝物（アスパラギン酸，SMDA，アゼライン酸，ガラクタル酸，トリプトファン代謝物），尿中マーカーとして L-FABP，C-メガリン，WT-1 の有用性が示されている。また，特異診断として尿中代謝物（X，Y，Z：特許出願中）がある。

予後診断に関しては，血中マーカーとして抗エリスロポエチン受容体抗体，代謝物（トリプトファン代謝物），尿中マーカーとして L-FABP，A-メガリン，WT-1，代謝物がある（**表1**）。

表1　糖尿病性腎症進展の予測候補バイオマーカー

意義	血液	尿
早期診断	代謝物 ・アスパラギン酸 ・SDMA ・アゼライン酸 ・ガラクタル酸 ・トリプトファン代謝物	L-FABP C-メガリン WT-1
特異診断		代謝物 X，Y，Z
予後診断	抗EPO受容体抗体 トリプトファン代謝物	WT-1 A-メガリン L-FABP 代謝物

表2　糖尿病性腎症における各バイオマーカーの位置づけ

検体	バイオマーカー名	特性	対応病期	関連病理所見	特許等
血液	代謝物 4 種	早期診断	2 期以降		○
尿	代謝物 X，Y，Z	特異診断	1 期以降		準備
血液	トリプトファン代謝物	予後予測	2 期以降	全節性硬化，間質細胞浸潤	準備
尿	L-FABP	早期診断 予後予測	1 期以降	IFTA[※]，間質細胞浸潤	保険収載
尿	C-メガリン	早期診断	1 期以降		○
尿	A-メガリン	予後予測	2 期以降		○
尿	WT-1	早期診断 予後予測	1 期以降		○
血液	抗EPO受容体抗体	予後予測	2 期以降	間質細胞浸潤	○
血液	可溶性TNF受容体	予後予測	1 期以降		

※ IFTA：間質線維化・尿細管萎縮

これらバイオマーカーと各特徴的な病理所見との関連については，抗エリスロポエチン受容体抗体と間質細胞浸潤・間質線維化，L-FABP と間質線維化，トリプトファン代謝物と間質細胞浸潤・全節性硬化との関連が確認されている。これら病理所見とバイオマーカーとの関連については，本研究で収集されたレジストリーの病理標本および尿サンプルが使用されている（**表2**）。

L-FABP は既に保険収載されている。ほかの新規バイオマーカーについては，代謝物（アスパラギン酸，SMDA，アゼライン酸，ガラクタル酸），A-メガリン，C-メガリン，WT-1，抗エリスロポエチン受容体抗体が既に特許取得済みである。WT-1，抗エリスロポエチン受容体抗体は，体外診断薬としての性能試験を含めた臨床応用への準備が進んでいる（**表2**）。

1. L-FABP（liver type-fatty acid binding protein）

L-FABP は，リポカリンファミリーに属する分子量 14 kDa の脂肪酸結合蛋白で，主に肝臓・小腸・腎臓に発現する。尿 L-FABP は尿細管機能障害のマーカーであり，腎疾患の進行予測や心血管疾患発症予測に有用であることが臨床研究で明らかにされている[2]。また，糖尿病性腎症の早期診断・予後予測に関する有用性も報告されている[3]。

病理所見との関連については，間質線維化，間質細胞浸潤の程度と尿中 L-FABP は有意な相関を認めたが，全節性硬化を含む糸球体変化や血管病変とは相関を認めなかった。

顕性蛋白尿を認めない糖尿病患者の腎機能変化とバイオマーカーの関係を検討した結果，尿中 L-FABP のみが有意に eGFR の変化率と負の相関を示したことから，間質病変を反映する尿中 L-FABP は，顕性蛋白尿を認めない糖尿病患者の腎機能低下の予測に有用である可能性が示された。

2. 代謝物（メタボローム解析）

ノンターゲットメタボローム解析により得られる代謝物に関しては，糖尿病性腎症の病期分類を可能にする血中バイオマーカー候補代謝物 19 個を同定し[4]，このうち 4 種の既知物質（アスパラギン酸，SDMA，アゼライン酸，ガラクタル酸）の組み合わせによる糖尿病性腎症の早期診断マーカーとしての有用性を確認した。また，糖尿病性腎症の尿中に特異的に検出される同一代謝経路に由来する 3 種類の代謝物（X，Y，Z：特許出願中）を同定した。

イメージング質量分析も含めた解析により，糖尿病性腎症においてトリプトファン代謝経路の活性化が示唆された。ターゲットメタボロミクスを用いてトリプトファンからキヌレニンを介し，その代謝産物群に至る代謝経路に介在する中間代謝物の定量的解析を行ったところ，中間代謝物の 3-hydroxykynurenine（3HK）は蛋白尿と相関し，anthranilate（AA）は間質線維化，AA と 3HK は全節性硬化との相関が認められ，腎予後予測マーカーとしての有用性が期待されている。

3. WT-1

WT-1 遺伝子は，小児の腎腫瘍 Wilms' tumor の原因遺伝子として単離された転写因子をコードする遺伝子で，細胞の増殖，分化に重要である。

WT-1 はポドサイトにも発現しており，尿中エクソソームの解析により，WT-1 などポドサイト由来分子が糖尿病性腎症の早期診断・予後推定バイオマーカーとして有用性があると報告されている。特許取得も完了し，現在は実臨床の応用のための準備が進んでいる。1 mL の尿サンプルを用いた定量方法も可能となり，簡易測定キットも開発中である。

4. 抗エリスロポエチン受容体 (EPOR) 抗体

抗 EPOR 抗体は，まずループス腎炎における意義が報告された[5]。糖尿病性腎症においては，腎症2期以降に腎間質炎症への関与を通じて腎予後と関連することが確認されている[6]。抗 EPOR 抗体は尿細管上皮細胞に作用し，EPO による MCP-1 発現抑制効果を減弱させることにより，腎間質炎症を増悪させる可能性が考えられている。

現在，海外を含めたほかのコホートで抗 EPOR 抗体の腎予後診断マーカーとしての有用性を検証するための準備が進んでいる。また，体外診断薬開発のためのフィジビリティスタディが進行中である。

5. メガリン

メガリンは近位尿細管上皮細胞に発現するエンドサイトーシス受容体である。メガリンは，細胞外領域切断型 (A-メガリン) と全長型 (C-メガリン) の2種類の様式で尿中に排泄されることが確認されている[7]。C-メガリンは，残存機能ネフロンのリソゾーム負荷を反映しており，早期診断としての尿中 C-メガリンの有用性が報告されている[8]。一方，A-メガリンは，腎予後予測マーカーとして有用と考えられている。近位尿細管細胞への鉄負荷によりメガリンのリサイクリング亢進の結果，尿中への A-メガリンの排出が増加する。メガリンのリサイクリング亢進は，メガリンを介する腎毒性物質の取り込みとその細胞障害性の増加につながると考えられ[8]，腎障害の進展リスクの予測に有用であると考えられている。

参考文献

1) 和田隆志，他（監修），佐藤 博，他（編）．糖尿病性腎症と高血圧性腎症の病理診断への手引き．東京，東京医学社，2014

2) Matsui K, et al. Clinical significance of urinary liver-type fatty acid-binding protein as a predictor of ESRD and CVD in patients with CKD. Clin Exp Nephrol 20 (2)：195-203, 2016

3) Kamijo-Ikemori A, et al. Clinical significance of urinary liver-type fatty acid-binding protein in diabetic nephropathy of type 2 diabetic patients. Diabetes Care 34 (3)：691-696, 2011

4) Hirayama A, et al. Metabolic profiling reveals new serum biomarkers for differentiating diabetic nephropathy. Anal Bioanal Chem 404 (10)：3101-3109, 2012

5) Hara A, et al. Effect of Autoantibodies to Erythropoietin Receptor in Systemic Lupus Erythematosus with Biopsy-proven Lupus Nephritis. J Rheumatol 43 (7)：1328-1334, 2016

6) Hara A, et al. Clinical and Pathological Significance of Autoantibodies to Erythropoietin Receptor in Type 2 Diabetic Patients With Chronic Kidney Disease. Kidney International Reports 2017. Doi：http://dx.doi.org/10.1016/j.ekir.2017.08.017

7) Ogasawara S, et al. Significance of urinary full-length and ectodomain forms of megalin in patients with type 2 diabetes. Diabetes Care35 (5)：1112-1118, 2012

8) Saito A, et al. Bioengineered implantation of megalin-expressing cells: a potential intracorporeal therapeutic model for uremic toxin protein clearance in renal failure. J Am Soc Nephrol 14 (8)：2025-2032, 2003

糖尿病性腎症病期分類に基づいた腎病理診断の手引き

5 糖尿病性腎症の病態・予後検討のためのレジストリー運用

はじめに

糖尿病性腎症の克服にむけて，疫学，治療および予後を把握する必要がある。本項では，わが国における糖尿病性腎症の病態・予後検討のための症例登録システム（レジストリー）運用の現状を概説する。

1. J-RBR（Japan Renal Biopsy Registry）

日本腎臓学会では，2007年より大学病院医療情報ネットワークを活用した腎生検症例登録（J-RBR）が開始された[1]。J-RBRは症例ごとに，腎生検実施施設，臨床診断，病理組織診断，年齢，性別，身長，体重，尿検査所見，腎機能・血液検査所見などをWeb上で登録するデータベースである。

糖尿病性腎症の確定診断には，腎生検による組織学的診断が一助となる。しかしながら日常臨床では，臨床経過や網膜症などの合併症の有無，尿検査・腎機能検査所見などを総合的に判断して診断することが多い。近年，糖尿病に伴う腎障害の病像の変化に伴い，"diabetic kidney disease：DKD"という包括的な用語が用いられるようになっている[2]。日本腎臓学会および日本糖尿病学会では，その訳語として「糖尿病性腎臓病」をあてることとされたが，その定義や病態は今後の課題である。また糖尿病症例には，糖尿病性腎症および糖尿病性腎臓病以外の腎疾患を合併した，糖尿病合併CKD（CKD with diabetes）の病態も認められる。この点について，J-RBRにおいて，糖尿病診断が「有」と登録されていた1,591例（男性1,069例，女性522例，平均年齢61.0歳（21～90歳））の病理組織診断（病因分類）は，糖尿病性腎症605例（38.0％）と糖尿病合併CKD986例（62.0％）に分類された。臨床所見の比較では，糖尿病性腎症症例は糖尿病合併CKD症例よりも若年齢で，BMI，収縮期血圧，拡張期血圧，平均血圧，降圧薬服用率，1日尿蛋白量，尿蛋白/Cr比，ネフローゼ症候群の割合，HbA1cが高値であり，尿潜血陽性率，推算糸球体濾過量（eGFR），血清総蛋白，血清アルブミンは低値で

表1 J-RBRに登録された糖尿病症例において糖尿病性腎症の組織診断に関連する臨床所見

	HR	95%CI	p
降圧薬服用（+）	2.166	1.53-3.07	< 0.01
尿蛋白定性（≧（2+））	2.054	1.45-2.90	< 0.01
尿潜血（−）	1.861	1.43-2.43	< 0.01
血清総蛋白（− 1 g/dL）	1.263	1.11-1.44	< 0.01
HbA1c（NGSP）（+ 1％）	1.235	1.12-1.37	< 0.01
年齢（− 1歳）	1.027	1.02-1.04	< 0.01
平均血圧（+ 1 mmHg）	1.012	1.00-1.02	< 0.01
eGFR（− 1 mL/分/1.73 m^2）	1.009	1.00-1.01	< 0.01
血清総コレステロール（− 1 mg/dL）	1.004	1.00-1.01	< 0.01

（文献3より引用）

あった．多変量解析では，糖尿病性腎症の組織診断に関連する臨床所見として，降圧薬服用あり，尿蛋白定性高度陽性，尿潜血陰性，血清総蛋白低値，HbA1c高値，若年齢，平均血圧高値，eGFR低値，血清総コレステロール低値が抽出された（**表1**）[3]。

2. JDNCS（Japan Diabetic Nephropathy Cohort Study）

J-RBRでは腎生検実施症例が登録されていたが，厚生労働科学研究費補助金「進行性腎障害に関する調査研究」において重点疾患とされたIgA腎症，

表2　JDNCSにおける「糖尿病性腎症病期分類2014」の病期に基づく登録時データ

（2017年10月末時点）

	第1期(n=212)	第2期(n=114)	第3期 (n=94)	第4期(n=153)	p
臨床所見					
年齢	63.8 ± 11.4	65.6 ± 11.9	63.2 ± 11.3	66.6 ± 11.2	< 0.05
男性	119 (56.1%)	78 (68.4%)	67 (71.3%)	116 (75.8%)	< 0.01
血清クレアチニン	0.8 ± 0.2	0.9 ± 0.3	1.1 ± 0.4	4.1 ± 2.3	< 0.01
推算 GFR	73.8 ± 20.7	71.0 ± 25.9	53.3 ± 20.3	15.0 ± 7.2	< 0.01
血清総蛋白	7.0 ± 0.5	7.2 ± 0.6	6.5 ± 0.9	6.3 ± 1.0	< 0.01
血清アルブミン	4.2 ± 0.5	4.1 ± 0.4	3.5 ± 0.7	3.3 ± 0.7	< 0.01
糖尿病罹病期間	12.1 ± 9.1	13.7 ± 8.7	13.0 ± 9.7	18.3 ± 11.5	< 0.01
糖尿病網膜症（+）	57 (29.8%)	41 (39.4%)	58 (63.0%)	117 (78.5%)	< 0.01
HbA1c	7.4 ± 1.2	7.7 ± 1.5	7.2 ± 1.7	6.6 ± 1.2	< 0.01
収縮期血圧	126.0 ± 15.6	126.8 ± 18.2	133.6 ± 19.8	140.1 ± 21.2	< 0.01
拡張期血圧	73.4 ± 12.0	71.5 ± 11.1	74.3 ± 12.0	73.2 ± 13.3	0.35
総コレステロール	185.0 ± 36.2	176.7 ± 39.9	191.3 ± 44.0	175.0 ± 53.9	< 0.01
LDL コレステロール	104.3 ± 28.2	103.4 ± 28.7	107.9 ± 33.4	95.1 ± 31.8	< 0.05
HDL コレステロール	52.9 ± 15.5	46.5 ± 12.9	48.0 ± 13.8	45.6 ± 16.3	< 0.01
中性脂肪	136.4 ± 139.8	147.9 ± 84.9	155.3 ± 87.4	147.5 ± 95.0	< 0.05
BMI	25.1 ± 4.8	25.5 ± 4.6	25.5 ± 5.6	24.3 ± 4.8	0.11
Hb	13.3 ± 1.7	13.3 ± 1.7	12.5 ± 2.1	10.3 ± 1.8	< 0.01
喫煙（+）	43 (21.6%)	22 (22.2%)	25 (27.8%)	37 (25.0%)	0.67
糖尿病治療薬					
αグルコシダーゼ阻害薬	73 (35.3%)	28 (25.2%)	31 (33.3%)	45 (29.8%)	0.29
インスリン抵抗性改善系	94 (45.4%)	45 (40.5%)	29 (31.5%)	12 (7.9%)	< 0.01
インスリン分泌促進系	95 (45.9%)	52 (46.8%)	40 (43.5%)	49 (32.5%)	< 0.05
インスリン製剤	80 (38.5%)	51 (46.4%)	35 (37.6%)	75 (49.7%)	0.11
降圧薬					
RA 系阻害薬	98 (47.1%)	69 (62.2%)	81 (86.2%)	124 (82.1%)	< 0.01
アンジオテンシン変換酵素阻害薬	12 (5.8%)	10 (9.1%)	14 (14.9%)	22 (14.6%)	< 0.05
アンジオテンシンⅡ受容体拮抗薬	88 (42.3%)	64 (58.2%)	79 (84.0%)	119 (78.8%)	< 0.01
Ca 拮抗薬	73 (35.1%)	59 (53.2%)	65 (69.1%)	132 (87.4%)	< 0.01
脂質異常症治療薬					
スタチン系薬	92 (44.2%)	53 (47.7%)	41 (43.6%)	74 (49.0%)	0.76
非スタチン系薬	29 (13.9%)	17 (15.3%)	10 (10.8%)	18 (11.9%)	0.74

（文献7より引用，一部改変）

急速進行性糸球体腎炎，難治性ネフローゼ症候群，多発性嚢胞腎では，診断に腎生検が必須のIgA腎症を除いて，臨床的に診断されている腎生検未実施症例が少なからず存在する．そこでこれらの症例もデータベースに登録し，わが国における発症例の実態を把握するとともに，重点研究課題として難治性ネフローゼ症候群，急速進行性糸球体腎炎，IgA腎症，多発性嚢胞腎，血管炎症候群，慢性腎臓病，小児腎臓病の7疾患を中心に臨床情報の収集と研究の推進を行う目的で，2009年より腎臓病総合レジストリー（Japan Kidney Disease Registry：J-KDR）が構築された[4]．

さらに，J-RBR/J-KDRデータの臨床・疫学・病理研究への応用も開始された．「糖尿病性腎症例を対象とした予後，合併症，治療に関する観察研究（JDNCS）」は，日本腎臓学会と平成21～23年度厚生労働科学研究費補助金腎疾患対策研究事業「糖尿病性腎症の病態解明と新規治療法確立のための評価法の開発」の取り組みによりJ-RBR/J-KDRの二次研究として構築された，糖尿病性腎症症例（腎生検実施症例に限定しない）の前向きコホート研究である[5]．本研究の特色は腎生検施行症例ならびに経時的な尿検体の収集が含まれることであり，臨床・病理所見ならびに尿検体を用いて，わが国の糖尿病性腎症の病態解析と予後評価を行うことを目的としている．本研究の研究計画書は日本腎臓学会のホームページに掲載されており，各施設の倫理委員会の承認を得て，2009年7月より症例登録が開始された．2010年6月には日本腎臓学会の倫理委員会においても承認されており，独自に倫理委員会をもたない日本腎臓学会会員の施設においても，症例登録が可能となった．

JDNCSの登録対象は腎症前期から腎不全期まで幅広い病期の2型糖尿病症例であり，2017年10月末時点で，20施設から665例（男性の割合65.8％，平均年齢64.9歳（23～93歳））が登録された．腎生検は64例で施行されていた．

登録時の臨床所見ならびに治療薬の内容を「糖尿病性腎症病期分類2014」[6]の病期別に解析した結果，進行した病期の臨床的特徴として，男性の増加，糖尿病罹病期間の高値，糖尿病網膜症合併率の増加，HbA1cの低値，収縮期血圧の高値，Hbの低値などを認めた（**表2**）[7]．また，血糖・血圧・脂質管理の治療薬について，糖尿病治療薬におけるインスリン抵抗性改善系とインスリン分泌促進系の使用割合が減少し，降圧薬におけるRA系阻害薬とCa拮抗

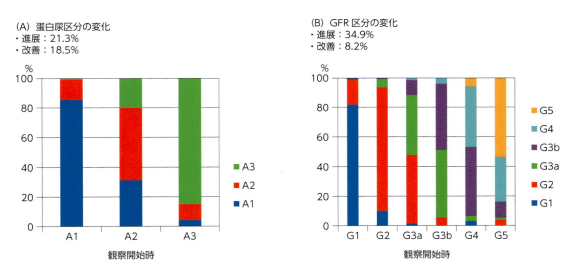

図1 JDNCSの追跡データにおける蛋白尿区分・GFR区分の変化

薬の使用割合は増加を認めた（**表2**）[7]。

JDNCS には前向き調査の継続により 570 例の追跡データも登録され，観察期間は 4.5 ± 2.6 年（中央値 6 年，最長 8 年）であった。追跡データの解析により，CKD 重症度分類における尿アルブミン区分ならびに GFR 区分の変化を確認した結果，蛋白尿区分の変化については，進展を [A1] 区分例の 22.5%，[A2] 区分例の 19.0% に認め，改善を [A2] 区分例の 24.1%，[A3] 区分例の 22.2% に認めた。GFR 区分の変化については，進展を [G1 ～ G4] 区分例の 34.9%，改善を [G2 ～ G5] 区分例の 8.2% に認めた（**図1**）。イベント発生数は，透析導入 89 例，心血管イベント発症 59 例，総死亡 32 例を認めた。イベント発生に関連する登録時の臨床所見として，透析導入については顕性アルブミン尿，eGFR 値 < 60 mL/ 分 /1.73 m^2，男性，血圧値 ≧ 140/90 mmHg，Hb 低値，若年齢，心血管イベント発症については男性，Hb 低値，

HbA1c 高値，高年齢，総コレステロール高値，総死亡については顕性アルブミン尿，高年齢が抽出された（**表3**）[8]。

経時的な尿検体は 463 例より収集され，平成 27 ～ 29 年度日本医療研究開発機構研究費（腎疾患実用化研究事業）「糖尿病性腎症の進展予防にむけた病期分類−病理−バイオマーカーを統合した診断法の開発」において進められた「糖尿病性腎症病期分類 2014」に符合するバイオマーカーの探索に活用された[9,10]。

3. 糖尿病性腎症の臨床試験における代替エンドポイント

近年，腎臓病の新薬開発を促進するため，代替エンドポイントの活用を目指した研究が行われている。2014 年に全世界の CKD 患者 170 万例のデータをメタ解析した大規模研究では，血清 Cr の 2 倍

表3　JDNCS におけるイベント発生に関連する登録時データ　　（2017 年 10 月末時点）

	HR	95% CI	p
透析導入			
顕性アルブミン尿	10.60	4.055–27.682	< 0.01
eGFR 値 < 60mL/ 分 /1.73m^2	5.81	1.684–20.024	< 0.01
男性	2.48	1.300–4.740	< 0.01
血圧値 ≧ 140 /90 mmHg	2.25	1.390–3.642	< 0.01
ヘモグロビン低値（−1 g/dL）	1.25	1.104–1.420	< 0.01
若年齢（−1 歳）	1.03	1.003–1.047	< 0.05
心血管イベント発症			
男性	4.04	1.870–8.745	< 0.01
Hb 低値（−1 g/dL）	1.33	1.155–1.533	< 0.01
HbA1c 高値（+1 %）	1.24	1.049–1.460	< 0.05
高年齢（+1 歳）	1.04	1.006–1.065	< 0.05
総コレステロール高値（+1 mg/dL）	1.01	1.001–1.013	< 0.05
総死亡			
顕性アルブミン尿	5.34	2.222–12.851	< 0.01
高年齢（+1 歳）	1.09	1.043–1.137	< 0.01

※共変量：年齢，性別，顕性アルブミン尿，eGFR <60mL/ 分 /1.73m^2，HbA1c，血圧 ≧ 140/90mmHg，RA 系阻害薬，総コレステロール，BMI，Hb

（文献 8 より引用，一部改変）

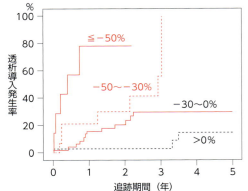
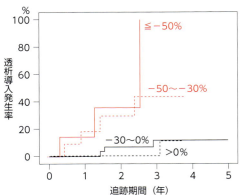

関連因子	単変量 HR	95% CI	p	多変量 HR	95% CI	p
ベースライン期間：1年						
ベースライン期間のeGFR低下率						
＞0％	0.36	0.10-1.26	0.11	0.46	0.13-1.69	0.24
＜-30～0％	1	Reference		1	Reference	
＜-50～-30％	2.87	1.10-7.47	＜0.05	3.89	1.17-12.92	＜0.05
≦-50％	9.16	3.02-27.77	＜0.01	16.80	2.19-128.88	＜0.01
登録時のeGFR（-1 mL/分/1.73 m²）	1.09	1.05-1.13	＜0.01	1.15	1.08-1.22	＜0.01
登録時の尿蛋白/尿Cr比（+1 g/gCr）	1.31	1.17-1.46	＜0.01	0.89	0.74-1.08	0.23
ベースライン期間：2年						
ベースライン期間のeGFR低下率						
＞0％	0.79	0.08-7.59	0.84	1.18	0.11-12.26	0.89
＜-30～0％	1	Reference		1	Reference	
＜-50～-30％	6.20	1.37-28.01	＜0.05	15.55	1.76-137.18	＜0.05
≦-50％	13.31	2.44-72.66	＜0.01	45.73	4.90-426.34	＜0.01
登録時のeGFR（-1 mL/分/1.73 m²）	1.06	1.02-1.11	＜0.01	1.12	1.03-1.21	＜0.01
登録時の尿蛋白/尿Cr比（+1 g/gCr）	1.23	0.98-1.55	0.07	0.79	0.56-1.10	0.16

※共変量：年齢，性別，HbA1c，収縮期血圧，RA系阻害薬，総コレステロール，BMI，Hb

図2 JDNCSに登録された顕性アルブミン尿例の解析で，1～2年間のベースライン期間における30％以上のeGFR低下は，透析導入のリスク増加と関連していた

（文献8より引用）

化（eGFRの57％低下に相当）に至らない，2年間で30～40％のeGFR低下と末期腎不全発症ならびに生命予後との間に疫学的な関係性が認められ，予後予測に有益であることが示された[11,12]。わが国のChronic Kidney Disease Japan Cohort（CKD-JAC）研究のデータを用いた解析により，糖尿病合併CKD症例についても，かかる代替エンドポイントが末期腎不全発症の予測に有用であったことが示されている[13]。この点について，2015年末時点でJDNCSに登録されていた2型糖尿病456例を対象とした検討では，顕性アルブミン症例における1～2年間で30％以上のeGFR低下が，透析導入のリスク増加と関連していることが示された（**図2**）[8]。

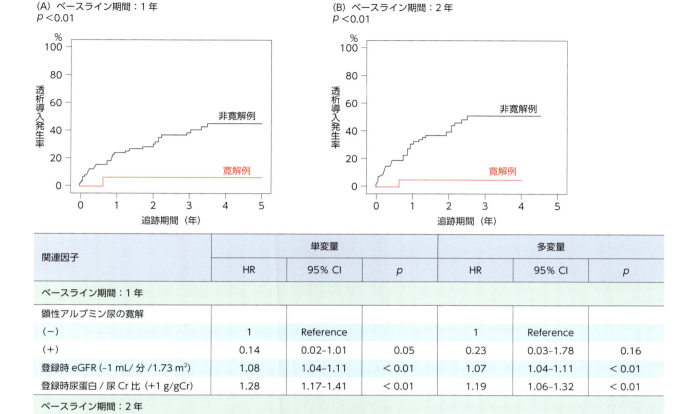

図3 JDNCSの解析で，1～2年間のベースライン期間における顕性アルブミン尿の寛解は，透析導入のリスク低下と関連していなかった

(文献8より引用)

　CKDの臨床試験における腎転帰の代替エンドポイントとして，アルブミン尿の変化が有用であるかどうかについても議論が続いている[14]。糖尿病性腎症を対象とした観察研究では，アルブミン尿の変化と腎転帰が関連している可能性が示されているが，アルブミン尿とGFRが乖離した病態も認められることから，アルブミン尿のみで腎転帰を予測することの限界も考慮される。一方，CKDを対象としたさまざまな治療介入によるランダム化比較試験のメタ解析では，薬物療法によるアルブミン尿の減少が腎保護効果と関連し，この関連性は糖尿病性腎症患者の比率による違いを認めなかったことが示されている[15]。JDNCSの解析では，顕性アルブミン尿の1～2年のベースライン期間における寛解例では，非寛解例と比較して透析導入発生が低率であった（図3）[8]。しかしながら顕性アルブミン尿の寛解と透析導入のリスク低下との関連は，登録時のeGFRと尿蛋白量で補正するとその有意性が消失した（図3）[8]。腎保護効果を予測するうえで適切なアルブミン尿の評価方法など，更なる検討が必要と考えられる[16]。

おわりに

わが国の糖尿病性腎症の病態・予後検討のためのレジストリー運用の現状について概説した。日本腎臓学会・腎臓病総合レジストリー（J-RBR/J-KDR）ならびにその二次研究である JDNCS に加えて，わが国における慢性腎臓病（Chronic Kidney Disease：CKD）患者に関する臨床効果情報の包括的データベースの構築に関する研究（J-CKD-DB）の整備ならびに JDNCS との突合も進められている。糖尿病性腎症の診療実態調査に基づいた更なるエビデンスの蓄積が期待される。

参考文献

1) Sugiyama H, et al. Japan Renal Biopsy Registry : the first nationwide, web-based, and prospective registry system of renal biopsies in Japan.Clin Exp Nephrol 15 : 493-503, 2011

2) KDOQI. KDOQI Clinical Practice Guidelines and Clinical Practice Recommendations for Diabetes and Chronic Kidney Disease. Am J Kidney Dis 49 (2 Suppl 2) : S12-154, 2007

3) 清水美保，他．糖尿病性腎症ならびに糖尿病に合併するネフローゼ症候群．日腎会誌 56 (4)：500-509, 2014

4) 横山 仁，他．腎臓病総合レジストリー（J-RBR/J-KDR）の経緯と展望．日腎会誌 59 (7)：1042-1048, 2017

5) Furuichi K, et al. Japan Diabetic Nephropathy Cohort Study : study design, methods, and implementation. Clin Exp Nephrol 17 (6)：819-826, 2013

6) 糖尿病性腎症合同委員会．糖尿病性腎症病期分類 2014 の策定（糖尿病性腎症病期分類改訂）について．日腎会誌 56 (5)：547-552, 2014

7) 清水美保，他．糖尿病性腎症の疫学・病態．日腎会誌 59 (2)：43-49, 2017

8) Shimizu M, et al. Decline in estimated glomerular filtration rate is associated with risk of end-stage renal disease in type 2 diabetes with macroalbuminuria : an observational study from JDNCS. Clin Exp Nephrol 2017. doi : 10.1007/s10157-017-1467-9. [Epub ahead of print]

9) Matsui K, et al. Clinical significance of urinary liver-type fatty acid-binding protein as a predictor of ESRD and CVD in patients with CKD. Clin Exp Nephrol 20 (2)：195-203, 2016

10) Hara A, et al. Clinical and Pathological Significance of Autoantibodies to Erythropoietin Receptor in Type 2 Diabetic Patients With Chronic Kidney Disease. Kidney International Reports 2017. Doi : http://dx.doi.org/10.1016/j.ekir.2017.08.017

11) Coresh J, et al. Decline in estimated glomerular filtration rate and subsequent risk of end-stage renal disease and mortality. JAMA 311 (24)：2518-2531, 2014

12) Levey AS, et al. GFR decline as an end point for clinical trials in CKD : a scientific workshop sponsored by the National Kidney Foundation and the US Food and Drug Administration. Am J Kidney Dis 64 (6)：821-835, 2014

13) Matsushita K, et al. Risk of end-stage renal disease in Japanese patients with chronic kidney disease increases proportionately to decline in estimated glomerular filtration rate. Kidney Int 90 (5)：1109-1114, 2016

14) Maclsaac RJ, et al. 'Progressive diabetic nephropathy. How useful is microalbuminuria? : contra'. Kidney Int 86 (1)：50-57, 2014

15) Heerspink HJ, et al. Drug-Induced Reduction in Albuminuria Is Associated with Subsequent Renoprotection : A Meta-Analysis. J Am Soc Nephrol 26 (8)：2055-2064, 2015

16) Kröpelin TF, et al. Determining the Optimal Protocol for Measuring an Albuminuria Class Transition in Clinical Trials in Diabetic Kidney Dsease. J Am Soc Nephrol 27 (11)：3405-3412, 2016

6 包括的慢性腎臓病データベース (J-CKD-DB)

はじめに

医療機関では，電子カルテを介して膨大な電子化された医療情報 (electronic health record：EHR) が日々蓄積される。この情報の"宝庫"を研究，特に多施設研究に活用するためには，情報の交換・共有を可能とするインフラストラクチャーが必要となる。厚生労働省は"標準化ストレージ"SS-MIX2 (standardized structured medical information exchange) を開発している。

日本腎臓学会 (JSN) と日本医療情報学会 (JAMI) は，厚生労働省臨床効果データベースおよび臨床研究等 ICT 基盤構築研究事業「腎臓病データベースの拡充・連携強化と包括的データベースの構築」(研究代表者　柏原直樹) として包括的慢性腎臓病 (CKD) データベース (J-CKD-DB) の構築に着手している。全国 20 数大学の参画を得て，eGFR 60 mL/分/1.73 m^2 未満，あるいは尿蛋白 1＋以上を CKD と自動判定し，CKD 該当例の医療情報を SS-MIX2 を活用して一挙にデータベース化するものである。本研究では糖尿病性腎症レジストリーとの連携に取り組んだ。

が容易ではない，③ガイドラインが推奨する標準治療の普及や遵守率などを評価するための Quality Indicator (QI) 調査が困難である，④手入力であるため情報の精度と粒度に対する懸念が払拭できない，などの課題を内包している。

日本腎臓学会は日本医療情報学会と共同し，厚生労働省臨床効果データベース整備事業実施団体に採択 (平成 26 年度補正予算，平成 27 年 4 月繰越開始) され，新規全国規模の包括的 CKD 臨床効果情報データベース (J-CKD-DB) の構築に着手した。同事業は単年度事業であり，臨床研究等 ICT 基盤構築研究事業に応募し，「腎臓病データベースの拡充・連携強化と包括的データベースの構築」(研究代表者　柏原直樹) として採択された。本事業はこのように大型公的研究費の支援を受けて初めて構想することが可能となった。

CKD は eGFR 60 mL/分/1.73 m^2 未満，あるいは蛋白尿 1＋以上で定義され，個々の腎疾患を包含する広範な概念である。SS-MIX2 を活用し，電子カルテ情報から CKD 該当例のデータ (患者基本情報，処方，検査値など) を自動抽出しデータベース化するものである。

1. J-CKD-DBの構築：ICTを活用した包括的慢性腎臓病データベース

1) 背景

従来の疾患レジストリーは，基本的にカルテデータを手入力で記載するものが大半であった。この種のレジストリーは，①手入力を基本とするため入力負荷が大きく，数万人規模以上のデータベース構築が困難である，②予後調査などの前向き縦断研究

2) J-CKD-DB の概要
【入力方法】

電子カルテ上で，CKD 診断基準合致例である eGFR 60 mL/分/1.73 m^2 未満，あるいは蛋白尿 1＋以上の例を自動判別するアルゴリズムを開発し，CKD 例の臨床データを自動抽出する。低負荷で正確性が担保される。eGFR (推算 GFR：mL/分/1.73 m^2) ＝194×血清クレアチニン値−1.094×年齢−0.287 (女性は×0.739) で算出する。対象

期間：2014年1月1日〜12月31日までの間とした。

【収集項目】

SS-MIX2標準化ストレージに保存される項目のなかから収集項目を選定した。SS-MIX2標準化ストレージは，データを格納するための仕様とともに，病院情報システムにおけるメッセージ（オーダ）の形式としてHL7 V2.5を指定し，医薬品についてはHOTコード，臨床検査についてはJLAC10コードを標準としている。

【例外登録・特殊登録】

血液透析症例，腹膜透析症例，腎移植症例，腎生検，J-RBR登録例を例外登録例と位置づけ，データベース内で識別できることを可能とした。J-CKD-DBの使途により，透析症例などを解析対象から除外することも可能となる。またJ-RBR/J-KDR登録例のみを抽出することで，J-RBR/J-KDRと連携したサブコホートを構築することも可能となる。

【保存方法】

電子カルテシステムから抽出し，SS-MIX2標準化ストレージに保存される元データは，各医療施設に保存する。SS-MIX2形式のデータを医療施設側で匿名化したうえで，データセンターのデータベースに登録する。データ登録は認証のうえで行われ，権限を与えられた利用者しか登録できない。匿名化にはナショナルレセプトデータベースで用いている（ハッシュ関数）方式を用いる。データベースおよびバックアップとも暗号化して保存する。匿名化したデータは参加施設にて可搬媒体に出力し，可搬媒体をJ-CKD-DB事務局に送付して，事務局からデータベース登録を行った。

なお，SS-MIX2を用いたデータベース構築には循環器疾患レジストリー拠点で開発された多目的臨床データ登録システム（multi-purpose clinical data repository sysem：MCDRS）をデータベース構築に用いた。MCDRSはWebベースの臨床症

例データ登録システム用のソフトウェアである。

インフォームドコンセントに関しては，研究内容，研究に用いられる情報の利用目的について，ホームページなどで公示し，該当する患者が拒否できる機会を保障する，オプトアウト方式で行う。

・J-CKD-DBへの登録は次の手順からなる。
①倫理審査受審
②医薬品，臨床検査項目等のSS-MIX2指定標準コードへの対応づけ
③SS-MIX2への出力・検証
④SS-MIX2からの当該ケース抽出・匿名化
⑤J-CKD-DBへの登録

【ほかのデータベースとの連結や本データベースの拡張の方法】

従来，本学会が展開してきたJ-RBR/J-KDRは実質的には腎生検実施例を中心としたデータベースであり，J-CKD-DBは，遙かに広い範囲の患者をカバーするものである。CKDの多くは，腎生検非実施例である。J-RBR/J-KDR登録施設が，J-CKD-DBへも登録した場合は，J-RBR/J-KDR患者情報もJ-CKD-DBへ統合される。いずれにしても両データベースは質的に異なる情報（腎病理組織所見など）を扱うものであり，相互補完的な位置づけとなる。

【事務局体制】

川崎医科大学内に事務局を設置し，専任の事務局職員，川崎医科大学教員，川崎医療福祉大学医療情報学科教員から構成し，データベース構築・運営にあたっている。また，J-CKD-DBホームページを開設している。

http://j-ckd-db.sakura.ne.jp/researcher/about.html

3）J-CKD-DBの特徴

①病院情報／電子情報からCKD該当例の情報を標準形式SS-MIX2で収集
②検査値，治療内容，診断名・合併症名などを網羅

的に収集

③入力負荷が小さく，大規模データベースの構築が可能

④自動抽出のため，情報精度・粒度が高い

⑤標準様式に準拠し，他領域データベースとの連携が可能

4）J-CKD-DB 構築上の課題と対応

・開発を通じて見出された課題を以下にまとめる。

【SS-MIX2 標準化ストレージの整備】

SS-MIX2 は大学病院をはじめ，大病院を中心に導入されてきている。導入目的や導入時期により，あるいは病院により，SS-MIX2 への出力状況は異なっている面がある。これについては，例えば以下のような問題があげられる。

・SS-MIX2 の導入時期によっても異なるが，標準化ストレージへの出力が継続的に行われているとは限らず，出力されていない時期もあり得る。

・導入時期によると考えられるが，標準化ストレージの項目のうち，一部が，取り決めによって出力されていない場合がある。

【医薬品標準コード】

臨床データベースでは医薬品情報は必須であり，SS-MIX2 では医薬品識別のため HOT コードが推奨されている。HOT コードは厚生労働省標準となっているが，施設によっては病院情報システム導入時から薬剤マスターを有しており，特段の必要性がなければ HOT コードが使われることはない。一部の施設では HOT コードに対応済みであったが，大半の参加施設では院内薬剤マスターへの HOT コードの対応づけが必要となっている。

2．J-CKD-DB に期待できる効果

・本データベースを構築することにより以下の効果が期待できる。

①既存データベースと連結することで重層的なデータベースの構築が可能である。全国規模の CKD 患者を対象にしたコホートを作成することで，わが国の CKD 診療の実態調査，横断・縦断研究などが可能になる。死亡，心血管疾患，末期腎不全などのアウトカムの発症頻度およびそれらのリスクファクター（重症化の要因分析）の評価が可能である。費用対効果分析を行うために必要な基礎資料を作成できる。

②研究課題（research question：RQ）を公募することで多くの 1 次，2 次研究が実施可能であり，わが国からのエビデンス創出を加速するエンジンとなる。

③得られたエビデンスをガイドライン改訂に活かし，医療の質向上に貢献できる。

④ガイドラインの普及，遵守率，阻害因子を分析することができる。

⑤アウトカムだけではなく，医療のプロセス，ガイドラインが推奨する標準医療への準拠率を QI を設定して測定することで，医療の質評価が可能となる。

⑥ Evidence-Practice Gap，地域による医療の質のばらつきも評価可能となる。

以上の過程を円環的に循環させることで，遵守可能で完成度の高いガイドラインの作成が可能となり，診療の質向上に貢献可能である。

3．SS-MIX2 を活用した臨床データベース構築上の課題

SS-MIX2 の整備状況

SS-MIX2 は，電子カルテシステムのベンダーが実装しユーザに提供するのが一般的であるが，ソフトウェア製品ではなく，何をどこまで対応すべきか必ずしも明確に定められていない面がある。ユーザ側もいかなる要件に基づいて確認すればよいのかわ

からず，導入時の研修も十分ではないところがあると推察される。

4. 展望

多数の臨床データベース，患者レジストリーの構築が進む現在，臨床現場の医師の入力負担は増す一方である。医療の質向上を目指す研究で，臨床医の貴重な時間の多くを入力作業に割いたのでは本末転倒である。また手入力のみでは，数万あるいはそれを超える大規模な収集は望めず，データの精度にも自ずと限界がある。本研究では手入力をなくし，SS-MIX2 から自動抽出するという方法でデータベース開発を行っている。この開発方式は，手入力では決して達成できない規模での臨床データベース構築を可能とすることを示し得た。また，見出された課題とその解決にあたり得られた知見は，今後ますます増えることが予想される各種臨床効果データベース構築に寄与するものと考える。

7 尿中メガリンの新規バイオマーカーとしての意義

はじめに

糖尿病性腎症あるいは糖尿病性腎臓病（diabetic kidney disease：DKD）を含む慢性腎臓病（chronic kidney disease：CKD）患者は，わが国では約1,330万人と推定され，末期腎不全に進行するとその大多数は腎代替療法への導入を余儀なくされる。わが国の透析患者数は年々増加し，その治療に年間約2兆円の医療費が投入されていることから，医療経済上も大きな問題となっている。さらに，CKD患者は"心腎連関"機序により，心血管系疾患の有病率やそれに伴う死亡率も高い。糖尿病性腎症・DKDにおいては本手引きの先版でも記載されているように，腎生検による病理学的検討が病期判断や予後予測に有用であるが，侵襲も大きく反復的には行えない。

糖尿病性腎症・DKDにおいて現時点では血清クレアチニン（Cr）値を基にした推算糸球体濾過量（eGFR）および随時尿を用いた尿中アルブミン/Cr比の測定が最も簡便な方法とされ，それらに基づいて病期分類が行われている。しかし，それらが糖尿病性腎症・DKDの病態を正確に反映し，治療の効果を判定するうえで必要にして十分な検査であるとは言えない。また，アルブミン尿は糖尿病性腎症・DKDだけでなく，高血圧やメタボリックシンドロームなどほかの疾患でも認められる。そこで，より早期の糖尿病性腎症の発見や進行を予知するバイオマーカーの検索が進められている。平成27～29年度に日本医療研究開発機構研究費（腎疾患実用化研究事業）「糖尿病性腎症の進展予防にむけた病期分類-病理-バイオマーカーを統合した診断法

の開発」（研究代表者　和田隆志）において，糖尿病性腎症・DKDの評価に有用なバイオマーカー開発の基盤研究が行われた。

1. メガリン

近位尿細管腔側膜に発現しているメガリンは，主にclathrin-coated pitに存在し，蛋白質や腎毒性薬物を含むさまざまな糸球体濾過物質の再吸収・代謝（エンドサイトーシス）にかかわっている[1]。近位尿細管細胞はエンドサイトーシスが極めて盛んであり，メガリンはその機能を担う中心的な分子である。われわれは，肥満・メタボリックシンドローム型糖尿病モデルである高脂肪食負荷マウスモデルにおいて，腎障害発症機序にメガリンが中心的な役割を担うことを見出した[2]。すなわち，本モデルにおいてはメガリンが腎障害性物質（脂肪酸高含有蛋白質など）を取り込む"入り口"分子として機能し，それによって近位尿細管細胞の（オート）リソソームの障害をきたすことが引き金になって形質変化をきたし，さらに尿細管・間質障害から糸球体障害へと逆行性に病態が進展する経路が存在する。

2. 尿中A-メガリンおよびC-メガリン

一方，われわれの研究でメガリンが糖尿病性腎症・DKDの病態にリンクした新規バイオマーカーとなり得る可能性も明らかになってきており，メガリンが尿中に排泄される際に細胞外ドメイン型と全長型の2つの形式で排泄されることを明らかにした[3]。それぞれアミノ末端側，カルボキシル末端側

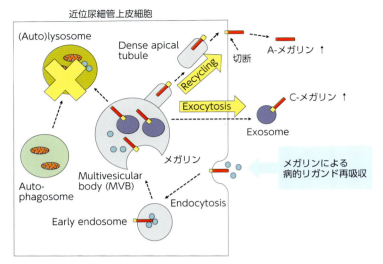

図 尿中A-メガリン，C-メガリン排出機序

尿中A-メガリン排出は，近位尿細管細胞内のメガリンのリサイクリングや切断機序によって制御されると考えられる。尿中C-メガリンの排出は，量的あるいは質的蛋白質代謝負荷によって，リソソーム系の負荷により近位尿細管細胞のエクソサイトーシスが亢進し，メガリン（全長型）を搭載したエクソソームが増加することによって亢進すると考えられる。

を認識するモノクローナル抗体によるELISAによって測定されることから，A-メガリン，C-メガリンと称し，A-メガリンは主に可溶性尿画分に，C-メガリンは主に不溶性尿画分に検出される。そして，横断的解析から尿中C-メガリン/Crは糖尿病性腎症・DKDの正常アルブミン尿期から上昇し，その進行に従って増加することが明らかになった[3]。ほかの尿中バイオマーカーとの検討も行ったところ，尿中C-メガリン/Crは，尿中アルブミン/Cr比やNアセチルβグルコサミニダーゼ（NAG）と正の相関を認め，アルブミン尿だけでなく尿細管障害マーカーとの関連を認めたが，それらとは異なり唯一eGFRとの相関を認めた[3]。また，尿中A-メガリン/Crも健常人と比較して2型糖尿病患者では排泄が増加することを報告した[3]。

3. メガリンの尿中排泄機序

尿中C-メガリンの排泄に関して重要な役割をもつのが，尿中の細胞外小胞（extracellular vesicles：EVs）である。バイオマーカーに関するほかの研究のなかでもEVsに含まれる蛋白質やmicro RNA（miRNA）は新規バイオマーカーの候補として検討されている[4,5]。われわれはこのEVs，そのなかでも特にエクソソームに着目し，メガリンとの関連について検討した。2型糖尿病患者の尿中EVsは健常人と比較して正常アルブミン尿期から増加し，微量アルブミン尿期，顕性アルブミン尿期と進展するに従いさらに増加することが明らかになった[6]。さらに，EVsあるいはエクソソームに含まれるメガリン含有量もアルブミン尿の増加に従って特異的に増加することがわかった。これはすなわち，糖尿病性腎症・DKDの発症・進展にリンクしてメガリンを搭載したエクソソームが尿中に増加することを意味しており，尿中C-メガリンの定量はそれを反映していることがわかった[6]。高脂肪食負荷マウスでも尿中C-メガリン排泄が増加するとともに，培養近位尿細管細胞にアルブミンあるいは終末糖化産物（AGE）の修飾を受けたアルブミンを添加するとリソソーム系の負荷により細胞のエクソサイトーシスが亢進し，メガリン（全長型）を搭載したエクソソームの排出が増加することがわかった[6]。これらのことから，近位尿細管細胞において量的あるいは質的蛋白質代謝負荷によってエクソソームの放出を介し，尿中C-メガリン排泄が増加することが明らかになった（**図**）。また，われわれは小児の有熱性尿路感染症後に発症する腎瘢痕の診断に尿中C-メガリンが有効であるという知見を得た[7]。すなわち，

尿中 C-メガリンは残存する機能ネフロンにどれくらいの代謝性負荷がかかっているかを表すマーカーになり得ると考えられる。日本人は潜在的にネフロン数が少なく，かつその数が少ないことが高血圧やCKDの発症にかかわることが示唆されている[8]。したがって尿中 C- メガリンは，例えばもともと機能ネフロン数が減少している人が糖尿病などに罹患した場合，腎臓に潜在的にどれくらいの負荷がかかっているかを検出できるマーカーであると考えられる。

尿中 A- メガリンの排泄機序はいまだ十分に解明はされていないが，われわれは oculo-cerebrorenal syndrome of Lowe (OCRL) 遺伝子異常によって発症する Lowe 症候群や 2 型 Dent 病患児の尿中 A- メガリンが低値を示すことを明らかにした[9]。OCRL はイノシトールリン脂質を脱リン酸化する酵素活性を有しており，細胞内局所のイノシトールリン脂質のレベルを調整することで膜輸送や細胞内骨格制御を担っている[10]。メガリンはリガンドと結合するとエンドソームに取り込まれるが，その後リガンドと解離して再び膜表面にリサイクルされる。本疾患では膜輸送に異常をきたすため，このリサイクリングが正常に行われずメガリンによるリガンド取り込みが抑制されるとともに，尿中 A-メガリン排泄も低下するのではないかと推察される。したがって，逆にメガリンの細胞内輸送が亢進するような状況においては腎臓の代謝負荷増大に伴って尿中 A-メガリン排泄が増加する可能性が考えられる（**図**）。また，メガリンの細胞外ドメインの切断に関係する機序も重要である[11]。

4. 腎予後予測マーカーとしての メガリン

われわれは，尿中メガリンが糖尿病性腎症・DKD の発症・進展を予測するバイオマーカーと

なり得るかの検討を行っている。糖尿病性腎症・DKD 第 1 〜 3 期の 2 型糖尿病 113 例において，新規に DPP-4 阻害薬であるシタグリプチンを追加した検討を行ったが，全症例の解析で 12 カ月後のアルブミン尿に有意な減少は認められなかった。また，本検討では全症例における 12 カ月後の尿中 C-メガリン /Cr および A-メガリン /Cr が有意に増加していた。DPP-4 阻害薬によるアルブミン尿改善効果の要因を検討するため，12 カ月後のアルブミン尿が 20 ％以上減少していた群とそれ以外の群を 3 カ月時点で比較したところ，12 カ月後のアルブミン尿が 20 ％以上減少する予測因子は，3 カ月後の尿中 α1- ミクログロブリン /Cr 比の有意な減少であった。α1- ミクログロブリンはメガリンのリガンドであるため，メガリンの再吸収機能が回復したことを示唆している。さらに，尿中アルブミン /Cr 比，α1- ミクログロブリン /Cr が減少した群で尿中 C- メガリン /Cr が不変であったことから，メガリンの蛋白再吸収機能の回復が近位尿細管での代謝負荷には結びついていないことを示唆していると考えられた[12]。また，同検討で 12 カ月後に 20 ％以上のアルブミン尿減少効果を認めた症例は 30 ％程度存在したが，その群では有意に eGFR が低下していた。MARLINA-T2D 試験[13]では，20 ％以上のアルブミン尿減少効果を認めた症例における eGFR の推移は報告されていないが，シタグリプチンを用いた大規模試験である TECOS 試験[14]では，プラセボ群に比較して内服群で有意に eGFR が低下しており，これは糸球体過剰濾過が軽減された影響ではないかと考察されていた。これらのことから，本研究では DPP-4 阻害薬のシタグリプチンによって 3 カ月時点で近位尿細管機能の改善を得られた症例では，その後アルブミン尿の減少を認めるだけでなく糸球体過剰濾過の軽減にもつながっている可能性が考えられた。しかし，その詳細な機序については明らかではなく，今後の基礎的な検討も含めた

研究の進展を期待したい。

　また，新潟大学医歯学総合病院の腎・膠原病内科外来に通院する 186 名の 2 型糖尿病患者の尿を採取し，尿中 A-メガリンと C-メガリンを測定してフォローアップしていく過程で，eGFR 低下やアルブミン尿への進展リスクを Cox 比例ハザードモデルを用いて縦断的に解析した。その結果，eGFR 60 mL/ 分 /1.73 m^2 以上の腎機能が保たれている患者においては，尿中 A-メガリンが高値の場合には eGFR が低下するリスクが有意に高まることが明らかになった。また，さらに早期の正常アルブミン尿期の患者においても尿中 C-メガリン排泄が増加している患者においては微量アルブミン尿期への移行リスクが有意に高まることが明らかになった（論文準備中）。本研究で検討された症例は腎生検が実施されていないことが多く，尿中メガリン排泄と腎病理組織の関連については今後の検討課題であるが，前述のように尿中メガリン排泄は糖尿病性腎症・DKD の病態とリンクしており，その発症・進展を予測するバイオマーカーとして期待される。

おわりに

　本項では糖尿病性腎症・DKD における新たなバイオマーカー候補の 1 つであるメガリンについて概説した。メガリンを含め病因および病態を反映したバイオマーカーの開発がなされれば，それに基づいた創薬などの有効な治療法の確立につながる可能性がある。

参考文献

1) De S, et al. The endocytic receptor megalin and its associated proteins in proximal tubule epithelial cells. Membranes (Basel) 4 (3)：333-355, 2014

2) Kuwahara S, et al. Megalin-Mediated Tubuloglomerular Alterations in High-Fat Diet–Induced Kidney Disease. J Am Soc Nephrol 27 (7)：1996–2008, 2016

3) Ogasawara S, et al. Significance of urinary full-length and ectodomain forms of megalin in patients with type 2 diabetes. Diabetes Care 35 (5)：1112-1118, 2012

4) Kalani A, et al. Wilm's tumor-1 protein levels in urinary exosomes from diabetic patients with or without proteinuria. PLoS One 8 (3)：e60177, 2013

5) Sun AL, et al. Dipeptidyl peptidase-IV is a potential molecular biomarker in diabetic kidney disease. Diab Vasc Dis Res 9 (4)：301-308, 2012

6) De S, et al. Exocytosis-Mediated Urinary Full-Length Megalin Excretion Is Linked With the Pathogenesis of Diabetic Nephropathy. Diabetes 66 (5)：1391-1404, 2017

7) Yamanouchi S, et al. Urinary C-megalin for screening of renal scarring in children after febrile urinary tract infection. Pediatr Res 83 (3)：662-668, 2018

8) Kanzaki G, et al. New insights on glomerular hyperfiltration: a Japanese autopsy study. JCI Insight 2 (19)：pii：94334, 2017

9) Suruda C, et al. Decreased urinary excretion of the ectodomain form of megalin (A-megalin) in children with OCRL gene mutations. Pediatr Nephrol 32 (4)：621-625, 2017

10) Oltrabella F, et al. The Lowe syndrome protein OCRL1 is required for endocytosis in the zebrafish pronephric tubule. PLoS Genet 11 (4)：e1005058, 2015

11) Shah M, et al. ARH directs megalin to the endocytic recycling compartment to regulate its proteolysis and gene expression. J Cell Biol 202 (1)：113-127, 2013

12) 笹川泰司. 2 型糖尿病患者（腎症 1 期～ 3 期）におけるシタグリプチンの有用性についての観察研究. 新潟医会誌 132 (6)：229-238, 2018

13) Groop PH, et al. Linagliptin and its effects on hyperglycaemia and albuminuria in patients with type 2 diabetes and renal dysfunction: the randomized MARLINA-T2D trial. Diabetes Obes Metab 19 (11)：1610-1619, 2017

14) Green JB, et al. Effect of Sitagliptin on Cardiovascular Outcomes in Type 2 Diabetes. N Engl J Med 373 (3)：232-242, 2015

8 糖尿病性腎症腎生検コホート研究

はじめに

糖尿病性腎症は，糖尿病による細小血管障害の1つであり，典型的な臨床経過においては進行するとアルブミン尿が増加し，顕性アルブミン尿を呈するようになると糸球体濾過量（GFR）が低下して末期腎不全に至る疾患であり，透析導入の原疾患としては最も多い。わが国の17施設で登録された2型糖尿病患者のコホート研究では，2型糖尿病3,297例のうち，推算糸球体濾過量（eGFR）60 mL/分/1.73 m^{2}未満は506例（15.3％）であることが報告されている。この506例においても微量アルブミン尿や顕性アルブミン尿を呈しない262例（51.8％）が存在していた。また，eGFRが60 mL/分/1.73 m^{2}以上は2,791例（84.7％）であり，そのうち微量アルブミン尿を呈するのは600例（21.5％），顕性アルブミン尿を呈するのは155例（5.6％）であることが明らかになった[1]。

厚生労働省が実施した平成28年の国民健康・栄養調査の報告では，糖尿病を強く疑う患者が1,000万人いると推定されたが，糖尿病性腎症を疑う患者全てに腎生検を施行することは困難であり，典型的な臨床経過を呈する患者は臨床的に糖尿病性腎臓病（diabetic kidney disease：DKD）と診断される傾向にある。しかし，2型糖尿病患者のうち蛋白尿や血尿を認めネフローゼ症候群や急速に腎機能障害が増悪する患者において，腎臓専門医が腎生検での鑑別が必要と判断して腎生検が施行された55例の報告によると，病理組織学的に糖尿病性腎症と診断されたのは30例（54.5％）であった。また，この30例のうち糖尿病性網膜症を合併していたの

は18例（60％）であった[2]。同様の報告で，2型糖尿病で腎障害を呈していた328例に腎生検を施行したところ，糖尿病性腎症は188例（57.3％）で，その他はほかの腎疾患またはほかの腎疾患と糖尿病性腎症の合併であり，ほかの腎疾患のなかでは膜性腎症が最も多かった[3]。これらの報告から，臨床経過だけで糖尿病性腎症と診断した場合，1次性糸球体腎炎やその他の腎疾患を見逃す可能性がある。奈良県立医科大学では2型糖尿病とほかの腎疾患との鑑別を要した525例のうち65例（12.4％）がIgA腎症や膜性腎症などの病変であった。そのため，2型糖尿病患者であっても糖尿病罹患期間が10年に満たない場合や短期間でネフローゼ症候群レベルまで尿蛋白量が増加する場合など，臨床経過がDKDに合わない場合は積極的に腎生検を施行し，診断する必要がある。また，腎生検により得られた糖尿病性腎症の病理学的所見からさまざまなイベントを予測することができる点でも腎生検による評価は重要である。そこで，本項では腎生検によるコホート研究について解説する。

1. 糖尿病性腎症の腎生検

糖尿病性腎症の腎生検所見として，2010年にTervaertらが糸球体病変や間質病変，血管病変をスコア化して評価した[4]。その後，それらのスコアと予後の関連についていくつか報告されている。2型糖尿病と診断された310例に対して腎生検を施行し，ほかの疾患の合併やeGFR 10 mL/分/1.73 m^{2}未満，腎生検組織中に含まれる糸球体数が5個未満のものを除外した糖尿病性腎症205

例が対象とされた。腎代替療法の導入をエンドポイントとして検討したところ，糸球体病変の class，間質線維化・尿細管萎縮と間質細胞浸潤，細動脈の硝子化，動脈硬化スコアが重度であるほど予後が悪く，滲出性病変の有無で検討しても滲出性病変を有した場合に予後が不良であった[5]。また，同様に腎生検で診断された糖尿病性腎症 396 例を検討した報告では，腎代替療法の導入または血清 Cr 値の 2 倍化をエンドポイントとしたところ，糸球体病変，間質線維化・尿細管萎縮および間質細胞浸潤と有意に関連していた[6]。さらに，腎生検で糖尿病性腎症と診断された 260 例を平均 8.1 年間と長期間観察した研究では，糸球体病変として，結節性病変，滲出性病変，メサンギウム融解が腎予後（腎代替療法の導入または eGFR の 50％減少）と関連し，間質線維化・尿細管萎縮や動脈硬化病変も腎予後と関連していた。心血管イベント（心血管死，非致死性心筋梗塞，冠動脈形成術，非致死性脳卒中）と関連していた病理組織所見は高度の動脈硬化病変のみで，総死亡と関連していた病理組織所見は高度の間質線維化・尿細管萎縮であった[7]。

2. 日本での腎生検コホート

わが国では，平成 27 〜 29 年度日本医療研究開発機構研究費難治性疾患等実用化研究事業（腎疾患実用化研究事業）「糖尿病性腎症の進展予防にむけた病期分類 - 病理 - バイオマーカーを統合した診断法の開発」において「糖尿病性腎症と高血圧性腎硬化症の病理診断への手引き」[8]が発表された。「糖尿病性腎症と高血圧性腎硬化症の病理診断への手引き」では，Tervaert らによる係蹄壁の肥厚，メサンギウム領域の基質拡大，結節性病変を組み合わせて定義した糸球体病変に比べ，糸球体病変のステージをより詳細に 9 項目に分類している。さらに，尿細管間質病変を 2 項目，血管病変を 2 項目

と計 13 項目に分類し，それらの分類が腎予後や心血管イベントに関連しているかが検討された[9]。わが国の 13 の医療機関で腎生検が施行された 2 型糖尿病患者で，病理学的に糖尿病性腎症と診断された 600 例を対象に平均観察期間 70.4 カ月，平均年齢 57.8 歳で臨床所見は糖尿病性腎症病期分類 2014[10]に従って分類された。エンドポイントは，複合腎イベント（腎代替療法の導入，eGFR の 50％低下，または血清 Cr 値の 2 倍化），腎死，心血管イベント（心血管死，非致死性心筋梗塞，冠動脈形成術，非致死性脳卒中），および総死亡と定義され，後ろ向きに解析された。その結果，病理学的所見では 13 項目全てが複合腎イベントの予測因子であった。総死亡では，結節病変，内皮下腔開大，滲出性病変，メサンギウム融解，間質線維化・尿細管萎縮，間質細胞浸潤であった。さらに，この 600 例の糖尿病性腎症を KDIGO の eGFR とアルブミン尿によりカテゴリー別に分類された CKD の重症度分類[11]に従って分類し，緑と黄，オレンジ，赤の 3 群に分類して同様に解析した結果，13 項目の病理学的所見全てが複合腎イベントの予測因子であった。特に，結節性病変，滲出性病変，メサンギウム融解は，緑と黄のカテゴリーにおいても複合腎イベントの予測因子であった[12]。

3. 腎生検所見での新たな予後関連因子

また，Tervaert らの分類や「糖尿病性腎症と高血圧性腎硬化症の病理診断への手引き」で定義されていない腎生検の病理学的所見と腎予後の関係についても報告されている。腎生検が施行され 2 型糖尿病と診断された 109 例について検討した報告では，病理学的所見は Tervaert らの糸球体病変の class，メサンギウム基質の拡大，間質線維化・尿細管萎縮，細小動脈硬化に加え，分節性硬化と管外の細胞増多

を検討した。この報告でいう分節性硬化は，巣状分節性糸球体硬化症のような分節性硬化ではなく，ヒアリン沈着やポドサイトの増殖を伴わない分節性硬化であり，管外の細胞増多はメサンギウム融解により係蹄壁が破綻し，その部位に認められる細胞増多である。この報告では，間質線維化・尿細管萎縮と細小動脈硬化が腎予後に関連しているが，それ以上に分節性硬化と管外の細胞増多が腎予後に関連していると報告されている[13]。アメリカインディアンの2型糖尿病111例に対して腎生検を施行し，腎生検所見と腎予後（eGFR 40％以上の低下）との関連が報告された[14]。平均観察期間6.6年，平均年齢46歳，平均GFR 147 mL/分/1.73 m^2，平均アルブミン尿41 mg/gCrで，ほとんどの症例がCKD重症度分類の緑と黄に分類される集団であった。腎生検の病理所見や電子顕微鏡の所見をデジタル処理することで糸球体構造を測定したところ，正常アルブミン尿の群に比べ微量アルブミン尿と顕性アルブミン尿の群では有意に基底膜の肥厚，1個の糸球体あたりのポドサイト以外の細胞の増加，メサンギウム容積の増加，血管内皮細胞のfenestrationの減少を認めた。また，顕性アルブミン尿の群は正常アルブミン尿や微量アルブミン尿の群に比べ，皮質の間質容積の増加，糸球体濾過面積の増加などが認められた。GFR 90 mL/分/1.73 m^2 未満の群では，皮質の間質容積の増加，メサンギウム容積の増加，糸球体濾過面積の減少，ポドサイトの足突起の肥厚，血管内皮細胞のfenestrationの減少を認めた。これらの構造的変化は，年齢，性別，糖尿病罹病期間，HbA1c，GFR，治療薬で補正してもGFRの40％減少とも有意に相関した。これらの構造変化から算定されたglomerulopathy indexは，糸球体硬化率よりもGFRの40％減少とより有意に相関していたことから，糸球体病変を丁寧に観察することで腎予後を特定できる可能性がある。また，古くか

ら間質線維化が糸球体疾患のGFRを規定するということが報告されている[15]。近年ではIgA腎症の腎予後と間質線維化との関連も報告されている[16]。糖尿病性腎症においても間質線維化・尿細管萎縮と腎予後の関連が報告されている[5~7]。しかし，腎生検が施行された434例の検討では，間質線維化・尿細管萎縮と腎予後とは強い相関関係を認め，間質線維化・尿細管萎縮が高度となるほど腎予後は不良であった。しかし，疾患別に層別化したところ，症例数が少なくなることも影響していると考えられるが，自己免疫性腎障害（n=124），IgA腎症（n=58），糖尿病以外のその他の疾患（n=210）ではそれぞれ間質線維化・尿細管萎縮と腎予後は関連していたが，糖尿病性腎症（n=42）のみ関連を認めなかった。また，年齢で層別解析を行ったところ，70歳未満の各年齢層では間質線維化・尿細管萎縮と腎予後は関連していたが，70歳以上の高齢者（n=31）では関連を認めなかったことから，高齢者や糖尿病性腎症患者では加齢や血管病変，その他多数の因子の影響を受けている可能性があることにも留意する必要がある[17]。

おわりに

糖尿病性腎症の病理学的所見は，糸球体病変だけでなく間質病変や血管病変などが評価され，それらの病変はGRFの低下や腎死だけでなく心血管イベントや総死亡の予測因子となっている。また，それぞれの病変が互いに関連していることから，特定の病変が腎死や心血管イベントにかかわるのではなく，複数の病変の影響を考慮することで腎生検から得られる情報をより有益に臨床に反映できる可能性がある。今後は，現在試みられている腎生検病理学的所見のスコアリングなど，さまざま取り組みでの成果が期待される。

参考文献

1) Yokoyama H, et al. Prevalence of albuminuria and renal insufficiency and associated clinical factors in type 2 diabetes : the Japan Diabetes Clinical Data Management study (JDDM15). Nephrol Dial Transplant 24 (4) : 1212-1219, 2009

2) Harada K, et al. Significance of renal biopsy in patients with presumed diabetic nephropathy. J Diabetes Investig 4 (1) : 88-93, 2013

3) Li L, et al. Renal pathological implications in type 2 diabetes mellitus patients with renal involvement. J Diabetes Complications 31 (1) : 114-121, 2017

4) Tervaert TW, et al. Pathologic classification of diabetic nephropathy. J Am Soc Nephrol 21 (4) : 556-563, 2010

5) Mise K, et al. Renal prognosis a long time after renal biopsy on patients with diabetic nephropathy. Nephrol Dial Transplant 29 (1) : 109-118, 2014

6) An Y, et al. Renal histologic changes and the outcome in patients with diabetic nephropathy. Nephrol Dial Transplant 30 (2) : 257-266, 2015

7) Shimizu M, et al. Long-term outcomes of Japanese type 2 diabetic patients with biopsy-proven diabetic nephropathy. Diabetes Care 36 (11) : 3655-3662, 2013

8) 厚生労働科学研究費補助金［難治性疾患等克服研究事業〔難治性疾患等実用化研究事業（難病疾患実用化研究事業)〕〕糖尿病性腎症ならびに腎硬化症の診療水準向上と重症化防止にむけた調査・研究 研究班（編）. 糖尿病性腎症と高血圧性腎硬化症の病理診断への手引き. 日腎会誌 57 (4) : 649-725, 2015

9) Furuichi K, et al. Clinicopathological analysis of biopsy-proven diabetic nephropathy based on the Japanese classification of diabetic nephropathy. Clin Exp Nephrol 22 (3) : 570-582, 2018

10) Haneda M, et al. A new classification of Diabetic Nephropathy 2014 : a report from Joint Committee on Diabetic Nephropathy. Clin Exp Nephrol 19 (1) : 1-5, 2015

11) Levey AS, et al. The definition, classification, and prognosis of chronic kidney disease : a KDIGO Controversies Conference report. Kidney Int 80 (1) : 17-28, 2011

12) Furuichi K, et al. Nationwide multicentre kidney biopsy study of Japanese patients with type 2 diabetes. Nephrol Dial Transplant 33 (1) : 138-148, 2018

13) Mottl AK, et al. Segmental Sclerosis and Extracapillary Hypercellularity Predict Diabetic ESRD. J Am Soc Nephrol 29 (2) : 694-703, 2018

14) Fufaa GD, et al. Structural Predictors of Loss of Renal Function in American Indians with Type 2 Diabetes. Clin J Am Soc Nephrol 11 (2) : 254-261, 2016

15) Risdon RA, et al. Relationship between renal function and histological changes found in renal-biopsy specimens from patients with persistent glomerular nephritis. Lancet 2 (7564) : 363-366, 1968

16) Walsh M, et al. Histopathologic features aid in predicting risk for progression of IgA nephropathy. Clin J Am Soc Nephrol 5 (3) : 425-430, 2010

17) Menn-Josephy H, et al. Renal Interstitial Fibrosis : An Imperfect Predictor of Kidney Disease Progression in Some Patient Cohorts. Am J Nephrol 44 (4) : 289-299, 2016

⑨ 糖尿病性腎症における腎硬化症

要約

　従来の糖尿病性腎症は，アルブミン尿から顕性蛋白尿に至り腎機能障害を呈すると考えられてきた。しかし，アルブミン尿を伴わないまま腎機能低下を認める糖尿病患者が少なくないことが明らかにされ，糖尿病に合併した慢性腎臓病（CKD）を広義に捉えた糖尿病性腎臓病（DKD）という概念が提唱されている。日常診療においては，糖尿病患者の多くが高血圧を合併しており，糖尿病性腎症に腎硬化症がオーバーラップすることが多い。また，血管病変を主体とする腎硬化症の所見は加齢が重要なリスクファクターであり，糖尿病患者の多くに腎硬化症が潜在していると考えられる。実際，わが国で実施した多施設共同研究における糖尿病性腎症600例を解析した結果では，糖尿病性腎症病期分類の早期病期から血管病変を認め，全体として多くの症例に血管病変を認めることが報告されている。また，別の研究の腎機能低下例では，アルブミン尿陰性の糖尿病性腎症において腎硬化症にみられる血管病変主体の病理像を呈していたことが報告されている。さらに，糖尿病に特徴的な糸球体病変とともに血管病変が腎予後に関連することが示されており，糖尿病性腎症における血管病変を主体とした腎硬化症の臨床的な重要性が明らかにされつつある。

1. 糖尿病性腎症における腎硬化症

　従来の糖尿病性腎症は，アルブミン尿によって特徴づけられており，罹病期間や増殖性網膜症の合併に加え，アルブミン尿の出現をもって糖尿病性腎症と診断されてきた。また，腎症の進行に伴いアルブミン尿から顕性蛋白尿に至り腎機能障害を呈すると考えられていた。しかし，近年ではアルブミン尿を伴わないまま腎機能低下を認める糖尿病患者が少なくないことが明らかにされ，糖尿病に合併したCKDを広義に捉えたDKDという概念が提唱されている[1]。糖尿病患者の腎病理所見を検討した報告において，糖尿病性腎症以外の組織像を呈する患者が少なくないことが示されてきた。正常アルブミン尿で腎機能低下を伴った2型糖尿病8例に試験的な腎生検を行った検討では，6例に細動脈硝子化を認め，8例に動脈硬化を認めたことが報告されている[2]。また，微量アルブミン尿を伴う2型糖尿病患者の腎病理所見を検討した研究においては，糖尿病性腎症に合致する所見を呈した症例は30％にすぎず，40％が腎硬化症に矛盾しない所見を認めたことが報告されている[3]。さらに，顕性蛋白尿を有する糖尿病患者の腎生検組織に関する研究においても，病理診断として糖尿病性腎症・腎硬化症・その他がそれぞれ3分の1程度占めていたと報告されている[4]。すなわち，糖尿病患者の腎病理所見として硝子化や動脈硬化などの血管病変を主体とする腎硬化症の所見をみることが少なくないことが示されている。実際に全国の13施設の腎生検で診断された糖尿病性腎症600例の解析では，わが国独自の糖尿病性腎症病期分類の早期病期から血管病変を認め，病期の進行に伴いその合併率が増加することが明らかにされている（図）[5]。このような血管病変が高血圧や加齢に起因するのか糖尿病に起因するのかを判別することは困難であり，「糖尿病性腎症と高血圧性腎硬化症の病理診断への手引き」においても

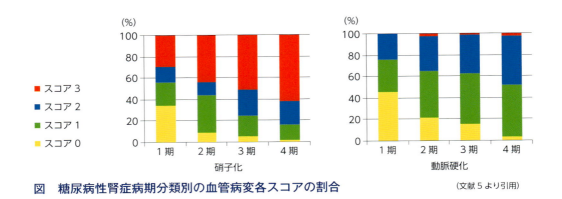

図　糖尿病性腎症病期分類別の血管病変各スコアの割合　　（文献5より引用）

糖尿病性腎症と腎硬化症の病理所見の共通する評価項目として血管病変をあげている[6]。これらのことから，DKDのなかには狭義の糖尿病性腎症とともに血管病変を主体とした腎硬化症に関連した病態が少なからず存在すると考えられる。

2. アルブミン尿陰性腎障害を合併した2型糖尿病患者の病理学的特徴

　アルブミン尿や蛋白尿を伴わないまま腎障害が進行した患者ではどのような病態が腎障害に関与しているのか注目されている。Shimizuらは，糖尿病を合併したCKD患者をアルブミン尿と腎障害の有無で4群に分け，臨床および病理学的な特徴を検討している[7]。これによると，アルブミン尿陰性腎障害合併例は，年齢が高く糖尿病の罹病期間が比較的短いといった特徴がみられた。また病理学的には，一般に糖尿病性腎症に特徴的とされる結節性病変の合併が20％程度にとどまる一方，小細動脈硬化が強く尿細管間質性病変が高度であることが示された。糸球体病変に比較的乏しいことを考えると，この群にみられた尿細管間質性病変には小細動脈病変との関連が示唆され，腎硬化症に矛盾しない所見であると考えられる。従来の糖尿病性腎症では，アルブミン尿が多いほど腎機能低下速度が速いことが示されてきた。一方，蛋白尿陰性患者でも年間eGFRが3～4 mL/分/1.73 m^{2}程度低下することが示されており，健常人の3～4倍も腎機能低下速度が速いことが示されている[8]。このように，尿蛋白陰性で腎機能低下を伴う場合，病理学的に腎硬化症の所見の合併率が高いことが示されているが，同じ報告で小動脈硬化所見を認める場合，腎イベント（eGFR50％低下または透析導入）のみならず心血管イベントのリスクが有意に高かったことが示されている[7]。

3. 加齢と腎硬化症

　臨床的に腎硬化症は高血圧に起因する腎障害と捉えられることが多く，加齢，喫煙，さまざまな代謝異常が複合的に関与していると考えられる。病理学的には腎小細動脈硬化症が腎硬化症の病理像を最も特徴づける所見である。腎硬化症進展において加齢の影響が極めて重要である。健常人と考えられる腎移植ドナーの腎病理所見において，加齢に伴い腎硬化症の所見や腎小動脈内膜肥厚といった所見を有する割合が直線的に増えることが明瞭に示されている[9]。50代以降の健常人50％以上にこれらの所見がみられることを考えると，高血圧や糖尿病などの併存症を有する患者の多くが腎硬化症に合致する病理学的な変化を認めると考えられる。

4. 糖尿病性腎症にみられる腎硬化症所見の捉え方

　加齢に伴い腎硬化症の合併率が高いことを考えると，高血圧の合併も多い糖尿病性腎症においては血管病変を主体とする腎硬化症の病理学的変化を認めることも少なくないため，厳密に両者を区別することは困難であると考える。実際に前述のわが国による多施設共同研究で対象となった糖尿病性腎症患者の平均年齢は 57.8 歳であり，平均血圧は 144.5/78.9 mmHg で細動脈硝子化病変を 93% に認め，動脈硬化を 83% に認めたことが報告されている[5]。したがって，糖尿病性腎症の所見に加えてさまざまな割合で腎硬化症の所見が合併してみられると捉えることが妥当であると考える。前述の Shimizu らの報告[7]を参考にすると，臨床的には糖尿病患者で腎機能障害を合併していてもアルブミン尿陰性の場合は腎硬化症に起因する病態の存在が想定される。また，両者を鑑別するうえで腎機能低下の経過による違いも重要である。腎生検で診断された腎硬化症患者と糖尿病性腎症患者の eGFR とアルブミン尿の関係を検討した報告では，糖尿病性腎症は顕性蛋白尿を超えた段階から eGFR が急激に低下することが示されており，eGFR が低下した患者のほとんどが顕性蛋白尿を伴っていた[10]。一方，腎硬化症では eGFR が 30 mL/分/1.73 m^2 程度に低下するまでアルブミン尿は微量な範囲にとどまっており，eGFR30 mL/分/1.73 m^2 を下回ったあたりでようやく顕性蛋白尿の合併がみられることが示されている。このような両者の経過の違いを考慮すると，腎機能の低下を認める CKD ステージ G3，4 の糖尿病患者で微量アルブミン尿の範囲であれば腎硬化症を，顕性アルブミン尿であれば糖尿病性腎症に関連した病態を想定できると考えられる。

5. 腎小細動脈病変に起因する糸球体血行動態異常

　輸入細動脈には糸球体血圧を一定に保つための自己調節機序が存在する。したがって，腎細動脈硬化症による同部位の障害は糸球体血圧の調節異常を招いて糸球体傷害を惹起し，進行性腎障害を引き起こし得る。Hill らは，高齢者や高血圧患者の腎組織を用いて輸入細動脈の形態（硝子化病変と狭窄の有無）とそれにつながる糸球体の形態との間に関連があることを見出している[11,12]。すなわち，硝子化病変に加えて狭窄を伴った輸入細動脈に所属する糸球体は虚脱して虚血性傷害が示唆される一方，軽度の硝子化病変のみを伴う輸入細動脈（狭窄を伴わない）につながる糸球体は，腫大し形態的に糸球体高血圧を呈していることが示唆された。われわれは腎生検が施行された非ネフローゼ性 CKD 患者を対象とした臨床病理学的な検討から，細動脈の硝子化病変を認める群では血圧レベルが高いほど蛋白尿が多く腎障害進展にも関連することを報告した[13]。これは硝子化病変に起因する自己調節機序の破綻が血圧依存性に糸球体高血圧を惹起し，腎障害進展に関与する可能性があることを示唆している。実際，糖尿病性腎症において硝子化病変が腎予後に関連することが報告されている[14]。前述の全国多施設共同研究における糖尿病性腎症のコホートでも，同様に血管病変が腎複合エンドポイントのリスク上昇に関連する因子として抽出されている[5]。糖尿病性腎症の多くに血管病変を主体とする腎硬化症の所見を認めることを考慮すると，糖尿病患者では従来よく知られている糖尿病性腎症に関連した糸球体高血圧に加え，加齢や高血圧に関連した血管病変に起因する腎虚血と糸球体高血圧が 1 つの腎臓に併存し，進行性腎障害に関与している可能性がある[15]。

参考文献

1) 日本腎臓学会（編）．エビデンスに基づく CKD 診療ガイドライン 2018．日腎会誌 60（8）：1037-1193，2018

2) Ekinci EI, et al. Renal structure in normoalbuminuric and albuminuric patients with type 2 diabetes and impaired renal function. Diabetes Care 36（11）：3620-3626, 2013

3) Fioretto P, et al. Patterns of renal injury in NIDDM patients with microalbuminuria. Diabetologia 39（12）：1569-1576, 1996

4) Gambara V, et al. Heterogeneous nature of renal lesions in type II diabetes. J Am Soc Nephrol 3（8）：1458-1466, 1993

5) Furuichi K, et al. Clinicopathological analysis of biopsy-proven diabetic nephropathy based on the Japanese classification of diabetic nephropathy. Clin Exp Nephrol 22（3）：570-582, 2018

6) 厚生労働科学研究費補助金［難治性疾患等克服研究事業〔難治性疾患等実用化研究事業（腎疾患実用化研究事業）〕］糖尿病性腎症ならびに腎硬化症の診療水準向上と重症化防止にむけた調査・研究 研究班（編），糖尿病性腎症と高血圧性腎硬化症の病理診断への手引き．日腎会誌 57（4）：649-725, 2015

7) Shimizu M, et al. Long-term outcomes of Japanese type 2 diabetic patients with biopsy-proven diabetic nephropathy. Diabetes Care 36（11）：3655-3662, 2013

8) Porrini E, et al. Non-proteinuric pathways in loss of renal function in patients with type 2 diabetes. Lancet Diabetes Endocrinol 3（5）：382-391, 2015

9) Rule AD, et al. The association between age and nephrosclerosis on renal biopsy among healthy adults. Ann Intern Med152（9）：561-567, 2010

10) Abe M, et al. Comparison of Clinical Trajectories before Initiation of Renal Replacement Therapy between Diabetic Nephropathy and Nephrosclerosis on the KDIGO Guidelines Heat Map. J Diabetes Res 2016：5374746, 2016

11) Hill GS, et al. Morphometric study of arterioles and glomeruli in the aging kidney suggests focal loss of autoregulation. Kidney Int 63（3）：1027-1036, 2003

12) Hill GS, et al. Morphometric evidence for impairment of renal autoregulation in advanced essential hypertension. Kidney Int 69（5）：823-831, 2006

13) Zamami R, et al. Modification of the impact of hypertension on proteinuria by renal arteriolar hyalinosis in nonnephrotic chronic kidney disease. J Hypertens 34（11）：2274-2279, 2016

14) Moriya T, et al. Arteriolar Hyalinosis Predicts Increase in Albuminuria and GFR Decline in Normo- and Microalbuminuric Japanese Patients With Type 2 Diabetes. Diabetes Care 40（10）：1373-1378, 2017

15) 古波蔵 健太郎，他．良性腎硬化症と悪性腎硬化症．日腎会誌 58（2）：85-91, 2016

10 門部血管増生

はじめに

糸球体門部血管増生／糸球体門部小血管増生 (polar vasculosis) は，進行した糖尿病性腎症の代表的な所見として知られるが，早期の糖尿病性腎症や臨床的にアルブミン尿を認めない時期にも出現する。その意義や出現機序には，まだ不明なことが多い。本項では，polar vasculosis の解説とともに，糸球体門部の輸入細動脈・輸出細動脈の組織についても解説する。

1. 糸球体門部血管増生／糸球体門部小血管増生 (polar vasculosis : PV)[注1] の定義

糸球体門部 (glomerular hilum)[注2] に輸入細動脈 (afferent arteriole) あるいは輸出細動脈 (efferent arteriole) 以外の小血管が存在すること。

polar vasculosis の起源は余剰の輸出細動脈あるいは輸出細動脈由来と考えられている[注3, 4]。そのため，欧米の教科書[1〜5]や論文では extra efferent arteriole と称される。

同義語：neovasculization at the glomerular pole, extra efferent arteriole, extra efferent vessels
- 注1) 欧米の教科書には polar vasculosis の記載がないことが多く，欧米の論文検索で[1〜5] polar vasculosis を探せないことは多い。
- 注2) 糸球体門部：門部とは神経あるいは血管が出入りする組織・臓器の凹みを指す。糸球体門部とは，輸入細動脈・輸出細動脈の出入り口（血管極）の部分。
- 注3) 本数に関する病理学的な定義はない。
- 注4) 硝子化した血管であることが多いとされる。

2. 機序

polar vasculosis の発生機序は不明である。糸球体過剰還流あるいは糸球体血流量の増加をはじめ，アンジオテンシンIIの増加による輸出細動脈の収縮，高血糖による糖酸化や過酸化などによる細動脈の硝子化とそれによる自動調節能 (autoregulation) の破綻などが密接に関与していると思われる。Tsudaら[6, 7]は，腎症がない時期さらに耐糖障害がある時期から輸出細動脈の血管抵抗の上昇を報告し，輸出細動脈の異常が糖尿病で出現しやすいことを指摘している。Stout ら[5]は，polar vasculosis は糖尿病の過剰濾過，過剰還流を軽減させる防衛的な意味があるかもしれないと考察している。

3. polar vasculosis の現在までの知見

Min，Yamanaka[8] の糖尿病の腎生検（21 例）と解剖例（73 例）の光顕と電顕標本を用いた検討

- 糸球体門部には，輸入細動脈・輸出細動脈以外の小血管が増加している。
- 連続切片から糸球体や糸球体門部の 3 次元構築を行い，下記の結果を得た。
  - ・門部の増加血管は，糸球体から出現。
  - ・増加血管は糸球体内の異なる分葉に結合。
  - ・門部の増加血管は糸球体外で分岐や吻合し，傍尿細管毛細血管に移行。

Østerby らの 1 型糖尿病や 2 型糖尿病の生検を用いた検討[1〜4]

1 型糖尿病の生検[1, 3]と最初の生検から 8 年後の生検の検討[2]。初回生検の糸球体門部の余剰な輸出細動脈では，

- アルブミン尿のない症例にも頻度は少ないが出現。
- アルブミン尿のある症例のほうがより多く出現。

59

- その出現頻度と糖尿病の糸球体障害の重症度は相関。

8年後の生検では余剰な輸出細動脈の出現頻度は増加。

2型糖尿病の検討[4]

- 門部の余剰な輸出細動脈の出現を確認，増殖性網膜症の出現と相関。

Stout らの検討[5]

糖尿病剖検例の光顕検体と電顕用の樹脂ブロックを用いた検討。連続切片を用い，余剰な輸出血管（extra efferent vessels）の走行を確認した。

- 余剰輸出血管は糸球体内の輸出細動脈に連結。
- 余剰輸出血管の腎小体からの出現部位は，もともとあったボウマン嚢の断裂部（糸球体門部）にあり，それ以外の部位では癒着部からも出現。
- 最高で，一割面で18本の血管を同定。
- 余剰輸出血管は長期間続いた糖尿病で，軽度から中程度のびまん性あるいは結節性糖尿病性腎症に多く認める。

Nyumura らの検討[9]

わが国の腎移植症例でレシピエントが糖尿病の場合，移植腎にいつ糖尿病性腎症の再発が起こるのかの検討。

- polar vasculosis は，メサンギウム拡大や基底膜の肥厚とともに出現する。
- 移植後7年で，17〜19％の症例に出現。

Furuichi らの検討[10]

わが国の糖尿病症例の腎生検600例の組織所見のまとめ。

- polar vasculosis は糖尿病Ⅰ期（正常アルブミン尿＜30 mg）から出現し，病期が進むとその頻度が増加する。

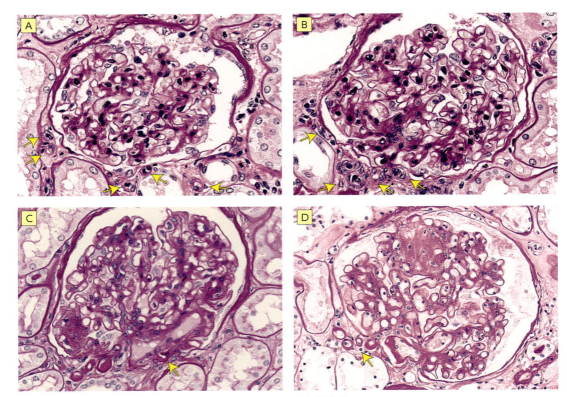

図1　糖尿病症例における polar vasculosis：PAS 染色

A，B：尿所見のない症例（腎癌非癌部）。硝子化していない細血管が門部に多数観察される（矢印）。糸球体は多少メサンギウムの拡大は認めるが，糖尿病性糸球体硬化症との診断は難しい。

C，D：蛋白尿がある糖尿病性腎症。明らかなメサンギウムの拡大や結節形成を認める糸球体では，糸球体門部に多数の硝子化した細血管を認める（矢印）。Cでは，複数個所に硝子化血管が確認できる（矢印）。

4. polar vasculosis の形態学的な特徴(図1〜3)

- 糸球体門部に増加する細血管。
- 通常,輸入細動脈や輸出細動脈より小型。
- 内膜(内皮と内皮下組織)−基底膜−平滑筋という構造をとるが,平滑筋の厚さはさまざまであるため動脈様に見えたり毛細血管様に見えたりする。
- 内膜や壁が硝子様物質によって置換されることが多い。
- 硝子化していないものは,内腔は狭く同定が難しい。

5. polar vasculosisの臨床との関連

- polar vasculosis は糖尿病性腎症の初期や顕性アルブミン尿がなくても出現するため,出現の有無は糖尿病の重症度の判定にはならない。
- アルブミン尿の出現や光顕で容易に同定できる糖尿病の変化を認めれば,polar vasculosis の出現率は確実に増加する。
- 糖尿病であっても腎症としての形跡を認めない症例での polar vasculosis の発現は少ない。
- 高度に進行した糖尿病性腎症では,硝子化などが高度であっても polar vasculosis は出現していないことがあるが,その原因や機序は不明である。

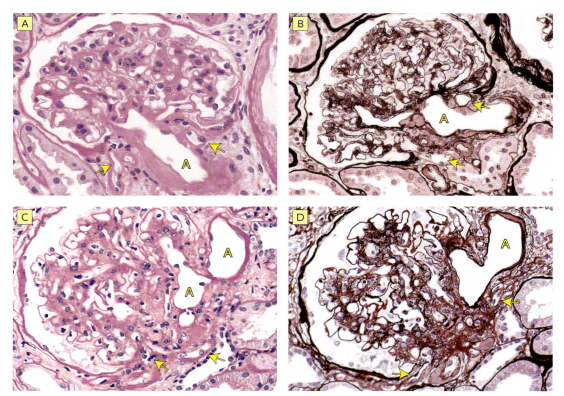

図2 糖尿病性腎症の polar vasculosis と糸球体との連続性

A, C:PAS染色　　B, D:PAM染色

AとB,CとDは同一糸球体。糸球体門部は拡大し,硝子化が目立つ輸入細動脈を認め(A),その周囲には細血管を複数認める。硝子化したものとそうでないものもある。そのうち矢印の血管はいずれも連続切片を用い,糸球体との連続性が確認できた。

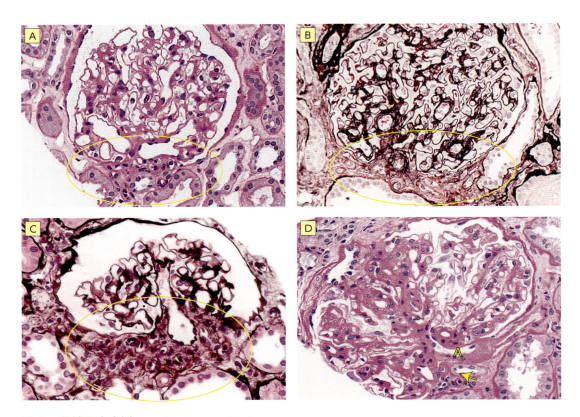

図3　非糖尿病症例の polar vasculosis
A，B，D：IgA 腎症と高血圧合併例　C：腎硬化症
A～Cでは多数の非硝子化，硝子化した polar vasculosis を認める（黄色輪内）。Dでは硝子化した輸出細動脈本幹（A）が見られ，それ以外にも硝子化した血管が観察される（矢印）。

- 非糖尿病性腎症での polar vasculosis 出現も観察される（腎硬化症や IgA 腎症など多彩）が，その頻度は少ない。
- 腎症のない症例にも polar vasculosis は出現するが，多くは加齢などの CKD を有する症例である。

6. 糸球体門部・輸入細動脈・輸出細動脈の組織所見（図4）

輸入細動脈と輸出細動脈の組織像とその走行は，皮質のどの部分にあるかで差がある。

糸球体門部

糸球体門部は，組織学的にはボウマン嚢が断裂し，輸入細動脈・輸出細動脈が糸球体から出入りする箇所。輸入細動脈・輸出細動脈，糸球体外メサンギウム，皮質の間質がその構成物である。

輸入細動脈

外側皮質・中皮質では，輸出細動脈より太い径をもち，より厚い中膜をもつが，髄質に近い皮質では輸出細動脈のほうが太い。中膜は1～3層程度の平滑筋をもつ。動脈硬化がない状態では，小葉間動脈から分岐後はまっすぐに走行する。糸球体から離れるほど太くなり，中膜平滑筋量は減らない。太い小葉間動脈から分岐する輸入細動脈ではしばしば高度の硝子様変化を呈する。

輸出細動脈

外側皮質・中皮質では，通常1層の平滑筋しかもたない。皮髄境界では輸出細動脈は輸入細動脈より太く，平滑筋が2～4層程度存在する。そのた

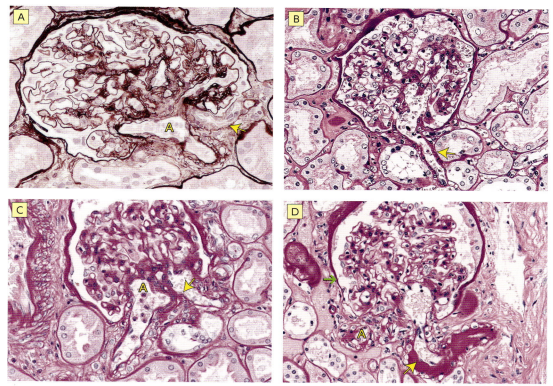

図4　輸出細動脈の形態像

通常輸出細動脈（矢印）の確認は難しいが，糖尿病などでは図のように拡張していることが多く同定しやすい（いずれも連続切片にて輸出細動脈であることを確認）。
A：IgA腎症＋高血圧例，PAM染色。輸入細動脈（A）は輸出細動脈（矢印）よりも太い。輸出細動脈は平滑筋が少ない。
B～D：糖尿病非腎症例，PAS染色。輸出細動脈（矢印）は，中膜平滑筋の厚さや硝子化の程度が糸球体により異なり，ときに輸入細動脈との鑑別を有するほど太い。輸入細動脈は糸球体を離れるほど太くなるが，輸出細動脈は平滑筋が薄く細くなることで区別する。Dで示すように（緑矢印）ボウマン嚢は門部周囲では薄くなる。

め，周細胞を有する毛細血管様に見えたり，動脈様に見えたりする。糸球体から離れるほど中膜は薄くなり，内腔も狭くなる。外側皮質では皮質迷路を循環する傍尿細管毛細血管に分岐をし，中皮質では一部が髄放線の直血管となり，髄質に近い皮質では直血管（vasa recta）となって髄質にむかう。輸出細動脈は，皮質ではしばしば糸球体門部を出て直角に曲がり走行する。

糸球体内の走行

輸出細動脈は糸球体内のより深い部分で，糸球体毛細血管から移行すると言われるが，そうではない例もある。輸入細動脈・輸出細動脈は，糸球体内の門部周囲では嚢状に拡張していることがあるが（図4 B, D），何らかの障害を示唆するのか否かは不明である。

糖尿病性腎症における輸入細動脈・輸出細動脈（polar vasculosis を除く）

輸入細動脈を含む細動脈の硝子化は糖尿病の比較的早い時期から起こり，糸球体障害の重症化とともに増加する。輸出細動脈の硝子化は通常の腎疾患ではそれほど見ないが，糖尿病では目立つ（図4D）。輸出細動脈が太くなり，輸入細動脈と並ぶと二連銃のように見える（図4C）。

おわりに

polar vasculosis は，糖尿病では腎症の早期から出現し，糖尿病による腎障害を示唆する所見であるが，その出現の機序や腎機能への直接の影響は定かではなく，今後の検討が必要である。

参考文献

1) Østerby R, et al. Neovascularization at the vascular pole region in diabetic glomerulopathy. Nephrol Dial Transplant 14 (2)：348-352, 1999

2) Østerby R, et al. Development of renal structural lesions in type-1 diabetic patients with microalbuminuria. Observations by light microscopy in 8-year follow-up biopsies. Virchows Arch 440 (1)：94-101, 2002

3) Østerby R, et al. Structural changes in renal arterioles in Type I diabetic patients. Diabetologia 45 (4)：542-549, 2002

4) Østerby R, et al. Renal structures in type 2 diabetic patients with elevated albumin excretion rate. APMIS 109 (11)：751-761, 2001

5) Stout LC, et al. Pathogenesis of extra efferent vessel development in diabetic glomeruli. Hum Pathol 38 (8)：1167-1177, 2007

6) Tsuda A, et al. Significant association of poor glycemic control with increased resistance in efferent arterioles--study of inulin and para-aminohippuric acid clearance in humans. Diabetes Res Clin Pract 104 (2)：234-240, 2014

7) Yasumoto M, et al. Significant association between glycemic status and increased estimated postglomerular resistance in nondiabetic subjects - study of inulin and para-aminohippuric acid clearance in humans. Physiol Rep 3 (3). pii：e12321, 2015

8) Min W, et al. Three-dimensional analysis of increased vasculature around the glomerular vascular pole in diabetic nephropathy. Virchows Arch A Pathol Anat Histopathol 423 (3)：201-207, 1993

9) Nyumura I, et al. Early histologic lesions and risk factors for recurrence of diabetic kidney disease after kidney transplantation. Transplantation 94 (6)：612-619, 2012

10) Furuichi K, et al. Nationwide multicentre kidney biopsy study of Japanese patients with type 2 diabetes. Nephrol Dial Transplant 33 (1)：138-148, 2018

索 引

数字

2 型糖尿病患者の病理学的特徴	56

A

A-メガリン	33

B

Bootstrap aggregating method	18, 25
bootstrap inclusion fractions（BIFs）	19

C

C-メガリン	33
CKD重症度分類	52

D

diabetic kidney disease：DKD	2

E

EPOR	35

J

Japan Diabetic Nephropathy Cohort Study：JDNCS	37
Japan Kidney Disease Registry：J-KDR	38
J-CKD-DB	43
J-CKD-DB構築上の課題	45
J-CKD-DBに期待できる効果	45
J-CKD-DBの特徴	44
J-CKD-DBへの登録手順	44
JDNCSの登録対象	38
J-RBR	36
J-score	26

K

kidney injury molecule-1	31

L

L-FABP	33, 34
liver type-fatty acid binding protein	34

N

N-Acetyl-β-D-glucosaminidase ·················· 31
neutrophil gelatinase-associated lipocalin ·················· 31

P

polar vasculosis ·················· 59
polar vasculosisの形態学的な特徴 ·················· 61
polar vasculosisの知見 ·················· 59
polar vasculosisの臨床との関連 ·················· 61

R

RPS分類 ·················· 2，22

S

SS-MIX2 ·················· 43
SS-MIX2の整備状況 ·················· 45
SS-MIX2標準化ストレージ ·················· 44

T

tumor necrosis factor receptors：TNFRs ·················· 32

W

WT-1 ·················· 33
WT-1遺伝子 ·················· 34

あ

アルブミン尿陰性腎障害 ·················· 56

い

インフラストラクチャー ·················· 43

か

可溶性TNF受容体 ·················· 33
加齢と腎硬化症 ·················· 56
間質浸潤 ·················· 24
間質病変 ·················· 23

き

基底膜二重化 ·················· 18，24

索 引

け

血管病変	19
血管病変を主体とする腎硬化症	55
結節性病変	18
血中TNF受容体	32
血中・尿中KIM-1	31
顕性アルブミン尿	15，29，51
顕性腎症期	15

こ

抗EPO受容体抗体	33
抗エリスロポエチン受容体抗体	35
高血圧性腎硬化症	17
国際比較	22

さ

細動脈硝子化	24
細胞外小胞	48

し

糸球体病変	23
糸球体 Group（G-group）の分布	19
糸球体血行動態異常	57
糸球体障害マーカー	29
糸球体滲出性病変	18
糸球体スコア	20
糸球体スコアの分布	19
糸球体肥大	18，24
糸球体病変	19
糸球体病変スコアリングシステム	18
糸球体病変のステージ	52
糸球体門部血管増生	59
糸球体門部小血管増生	24
糸球体門部小血管増生の定義	59
糸球体門部組織所見	62
自己調節機序の破綻	57
持続性蛋白尿	15
シタグリプチン	49
症例登録システム	36

小細動脈硬化	……………………………………	56
腎機能変化	……………………………………	34
心血管イベント	……………………………	12, 52, 56
腎硬化症	………………………………………	55
進行性腎障害	…………………………………	57
腎死	…………………………………………	12
腎小細動脈病変	………………………………	57
腎症前期	………………………………………	15
腎生検	…………………………………………	51, 59
腎生検コホート	………………………………	13
腎生検時の臨床的特徴	………………………	13
腎生検症例登録	………………………………	36
腎生検所見での予後関連因子	………………	52
腎臓病総合レジストリー	……………………	38
診断精度	………………………………………	22
腎複合イベント	………………………………	12, 16
腎複合イベントに対するハザード比	………	16
腎不全期	………………………………………	15
腎予後関連因子	………………………………	24
腎予後予測能の国際分類	……………………	26
腎予後予測マーカーとしてのメガリン	……	49

す

スコア化の試み	………………………………	18
スコアリングに基づくグループにおける腎予後比較	………………	20

せ

正常アルブミン尿	……………………………	15
正常アルブミン尿を呈する糖尿病患者	……	30
全節性硬化および分節性硬化の病期ごとの頻度	………………	15

そ

早期腎症期	……………………………………	15
総死亡	…………………………………………	12

た

代謝物	…………………………………………	34
代謝物4種	……………………………………	33
代謝物X, Y, Z	………………………………	33
対象コホートの臨床的背景	…………………	13

索 引

代替エンドポイント	39
探索的バイオマーカー	28，33

て

データベースの構築	43

と

透析療法期	15
透析療法中	15
糖尿病合併CKD	36
糖尿病症例におけるpolar vasculosis	60
糖尿病性腎症	13，55
糖尿病性腎症以外の組織像	55
糖尿病性腎症進展の予測候補バイオマーカー	30，33
糖尿病性腎症のpolar vasculosis	61
糖尿病性腎症の診断	28
糖尿病性腎症の早期診断マーカー	34
糖尿病性腎症の腎生検	51
糖尿病性腎症の病態・予後検討	36
糖尿病性腎症病期分類	3，56
糖尿病性腎症レジストリー	4，43
糖尿病性腎臓病	3，28，51，55
動脈硬化病変	52
トリプトファン代謝物	33

に

日本での腎生検コホート	52
日本の分類	22
日本の分類スコアリングシステムの作成	24
日本の分類独自の病理スコアリング	27
日本病理分類の簡易スコアリング	25
尿細管間質スコア	20
尿細管間質病変	19，20，56
尿中A-メガリンの排泄機序	49
尿中C-メガリン排泄機序	48
尿中NAG	31
尿中NGAL	31
尿中アルブミン	28，29
尿中メガリン	47
尿中免疫グロブリン	30

尿中Ⅳ型コラーゲン ……………………………………………… 31

は

バイオマーカー ……………………………………………… 28，34
バイオマーカーの位置づけ ………………………………… 33

ひ

非糖尿病症例のpolar vasculosis ………………………… 62
非ネフローゼ性CKD患者 …………………………………… 57
びまん性病変 ………………………………………………… 18
病期に特徴的な病理所見 ………………………………… 12，14
標準化ストレージ …………………………………………… 43
病態解析 ……………………………………………………… 38
病理スコア …………………………………………………… 13
病理スコアごとの腎予後 …………………………………… 25
病理スコアリングシステム ………………………………… 22
微量アルブミン尿 ……………………………………… 15，29，51
微量アルブミン尿を呈する糖尿病患者 ………………… 30

ふ

複合腎イベントの予測因子 ………………………………… 52

ほ

包括的慢性腎臓病データベース ………………………… 43

め

メガリン ……………………………………………………… 35，47
メガリンの尿中排泄機序 …………………………………… 48
メサンギウム拡大 …………………………………………… 24
メサンギウム融解 ………………………………………… 18，24
メタボローム解析 …………………………………………… 34

も

門部血管増生 ………………………………………………… 59

ゆ

輸出細動脈組織所見 ……………………………………… 62
輸出細動脈の形態像 ……………………………………… 63

索 引

輸入細動脈組織所見·· 62

よ

予後判定が可能な病理所見 ·································· 4
予後評価 ··· 38
予後予測因子 ··· 16
予後予測所見 ··· 15
予後予測能 ··· 22
予後を表す病理所見 ······································· 12

り

臨床背景 ··· 13

れ

レジストリー ··· 36

糖尿病性腎症病期分類に基づいた腎病理診断の手引き

定　価　本体 2,800 円＋税

発　行　2019 年 4 月 15 日　第 1 刷発行

編　集　和田 隆志　湯澤 由紀夫　乳原 善文　古市 賢吾

発行者　株式会社 東京医学社
　　　　代表取締役 蒲原 一夫
　　　　〒 101-0051　東京都千代田区神田神保町 2-40-5
　　　　編集部　TEL 03-3237-9114　販売部　TEL 03-3265-3551
　　　　URL：https://www.tokyo-igakusha.co.jp　E-mail：info@tokyo-igakusha.co.jp

デザイン・制作　西野 知美

印刷・製本　株式会社 三報社印刷

本書に掲載する著作物の複製権・翻訳権・上映権・譲渡権・公衆送信権（送信可能化権を含む）は（株）東京医学社が保有します。

ISBN 978-4-88563-705-6

乱丁，落丁などがございましたら，お取り替えいたします。

正誤表を作成した場合はホームページに掲載します。

JCOPY 〈出版者著作権管理機構 委託出版物〉

本書の無断複製は著作権法上での例外を除き禁じられています。複製される場合は，そのつど事前に出版者著作権管理機構
（TEL 03-5244-5088，FAX 03-5244-5089，e-mail：info@jcopy.or.jp）の許諾を得てください。

© 2019 Printed in Japan